Kinder- und Jugendstimme

Band 4

T0135723

Kinder- und Jugendstimme

Band 4

Herausgegeben von
Prof. Dr. Michael Fuchs

Michael Fuchs (Hrsg.)

Wechselwirkungen zwischen Erwachsenen- und Kinderstimmen

Logos Verlag Berlin

λογος

Kinder- und Jugendstimme

Herausgegeben von

Prof. Dr. Michael Fuchs

unter Mitarbeit von Dipl.-Sprechwissenschaftler Roland Täschner

Universitätsklinikum Leipzig AÖR

Sektion für Phoniatrie und Audiologie

Liebigstraße 10-14

04103 Leipzig

Tel.: +49 (0)341 / 9721 800

Fax: +49 (0)341 / 9721 809

Bibliografische Information der Deutschen Nationalbibliothek

Die Deutsche Nationalbibliothek verzeichnet diese Publikation in der Deutschen Nationalbibliografie; detaillierte bibliografische Daten sind im Internet über http://dnb.d-nb.de abrufbar.

ISBN 978-3-8325-2382-4

ISSN 1863-2440

Logos Verlag Berlin GmbH

Comeniushof, Gubener Str. 47,

10243 Berlin

Tel.: +49 (0)30 / 42 85 10 90

Fax: +49 (0)30 / 42 85 10 92

http://www.logos-verlag.de

Vorwort

In der täglichen Kommunikation zwischen Erwachsenen und Kindern nimmt die Stimme als Grundlage der Sprache und auch als eigener Träger von Informationen eine zentrale Position ein. Erwachsene sind stimmliche Vorbilder für Kinder und Jugendliche – im positiven wie im negativen Sinne. Das betrifft in vielfältiger Weise die vokale und verbale Kommunikation sowohl zwischen Pädagogen und Schülern als auch zwischen Ärzten/Therapeuten und ihren Patienten in allen Altersstufen. Um diese Wechselwirkungen zwischen Erwachsenen- und Kinderstimmen zu verstehen, gilt es, deren Gemeinsamkeiten, aber auch deren altersspezifische Besonderheiten und die jeweiligen Bedingungen der Kommunikation zu berücksichtigen. Auf diese Weise können sowohl die physiologische Entwicklung der „Stimme im Wachstum" als auch die Gesundheit der Pädagogen- und Therapeutenstimme sowie eine fruchtbare Beziehung zwischen beiden gefördert werden.

In diesem 4. Band der Schriftenreihe „Kinder- und Jugendstimme" stellen namhafte Vertreter verschiedener Professionen den aktuellen Wissensstand in allgemeinverständlicher Weise dar.

Die einzelnen Kapitel fassen die Vorträge und Workshops des 7. Leipziger Symposiums zur Kinder- und Jugendstimme im Jahr 2009 schriftlich zusammen und beziehen ganz bewusst auch die Inhalte der Diskussionen und Gespräche mit dem Publikum ein. Auf diese Weise soll versucht werden, Nachhaltigkeit für die Teilnehmer zu erzeugen und zugleich die diskussionsfreudige und interdisziplinäre Atmosphäre der Veranstaltung und die gewonnenen Erkenntnisse auch einer bereiten Leserschaft zugänglich zu machen.

Die Universität Leipzig feierte 2009 das Jubiläum ihres 600jährigen Bestehens. Sie ist damit nach Heidelberg die zweitälteste Universität Deutschlands mit durchgängigem Lehrbetrieb. Wir schätzen uns glücklich, mit unserem Symposium nicht nur ein Teil des Jubiläums-Veranstaltungsprogramms gewesen zu sein, sondern auch ein kleiner Baustein dieser beeindruckenden Tradition. Die Medizinische Fakultät der Universität Leipzig schafft hervorragende Bedingungen für eine interdisziplinäre Kinder- und Jugendstimmforschung und trägt auf diese Weise auch zum internationalen Erfolg unseres Symposiums und dadurch auch dieser Schriftenreihe bei.

5

Als Herausgeber danke ich sehr herzlich allen Autoren für ihre Beiträge. In diese Danksagung beziehe ich ausdrücklich unsere Kooperationspartner, den Arbeitskreis Musik in der Jugend, die Hochschule für Musik und Theater Leipzig und den Bundesverband Deutscher Gesangspädagogen ein. Mit ihnen gelingt seit Jahren eine intensive, freundschaftliche und immer wieder spannende und bereichernde Zusammenarbeit von den ersten Ideen und der Konzeption bis zur Durchführung.

Im Namen aller Autoren und Kooperationspartner hoffe ich, dass es uns gelungen ist, eine für den geneigten Leser relevante, interessante und anregende Lektüre zusammengestellt zu haben, die für die Arbeit mit der Kinder- und Jugendstimme hilfreich sein möge.

Michael Fuchs   Februar 2010

Inhaltsverzeichnis

Das Kind ist kein verkleinerter Erwachsener! Gemeinsamkeiten und Unterschiede zwischen kindlichen, jugendlichen und erwachsenen Stimmen

MICHAEL FUCHS

Die Stimme ist von der ersten stimmlichen Äußerung – dem Neugeborenschrei – an und während des gesamten Lebens eine elementare Voraussetzung für die zwischenmenschliche Kommunikation. Betrachtet man das lateinische communicare etymologisch, steht es für „sich verständigen; etwas gemeinsam machen; vereinigen; teilen". Bezeichnenderweise existiert das vermeintliche Teilverb „municare" für sich alleine nicht, sondern kommt nur im Kompositum „com-municare" vor. Menschliche Kommunikation ist definitionsgemäß also immer ein Prozess zwischen mindestens zwei Subjekten. Bei der verbalen Form dieser Kommunikation ist die menschliche Stimme nicht nur für den Klang verantwortlich, der den Informationsgehalt der Sprache hörbar werden lässt, sozusagen als Vehikel für die Semantik. Sie fungiert als eigenständiger Teil der Kommunikation auch über die rein verbale Äußerung hinaus, indem sie über melodische, dynamische und Klangparameter zum Beispiel Informationen über die Persönlichkeit des Menschen, seinen Bezug zum Inhalt des gesprochenen Wortes und über seine derzeitige emotionale und psychische Befindlichkeit übermittelt.

Vergleicht man die Stimmen von Kindern, Jugendlichen und Erwachsenen werden einige Gemeinsamkeiten und Ähnlichkeiten, aber auch viele Unterschiede sichtbar: Grundsätzlich benutzen alle Altersgruppen die gleichen Organsysteme des Stimmapparates und seiner Steuerung, und auch die Art der Stimmentstehung ist gleich. An Unterschieden fallen insbesondere die alters- und geschlechtsspezifischen Ausmaße des Stimmapparates, die Wahrnehmung der Stimme und der Umgang mit ihr auf. Unterschiedliche Lebensalter bedingen außerdem auch eine unterschiedliche Erfahrung mit der eigenen Stimme und mit den Stimmen anderer sowie einen verschiedenen Grad der Ausbildung und Belastung. Insofern entstehen mannigfaltige Wechselwirkungen zwischen Erwachsenen- und Kinderstimmen, die tatsächlich auch in beide Richtungen erfolgen (sollten) und sowohl die Sprechstimme als auch die Singstimme betreffen.

Dazu kommt eine Entwicklungsdynamik einer jeden einzelnen Stimme im Verlauf des Lebens. Jeder Mensch verfügt im Lebensverlauf einmal über eine Kinderstimme, eine jugendliche Stimme und eine Stimme eines Erwachsenen. Die entwicklungsbedingten stimmlichen Veränderungen vollziehen sich niemals von heute auf morgen, aber doch in einem unterschiedlichen Tempo: sie sind im Kindesalter und während der Pubertät besonders ausgeprägt, sie kommen in geringerem Maße aber auch in allen anderen Lebensabschnitten vor und sind zum Beispiel im hohen Alter noch einmal besonders auffällig.

Um diese vielfältigen Wechselwirkungen zu erkennen und für die stimmliche Entwicklung, Ausbildung und ggf. Diagnostik und Therapie nutzbar zu machen, ist es das Ziel dieses einführenden Kapitels, aus stimmphysiologischer und phoniatrischer Sicht Gemeinsamkeiten und Unterschiede der Stimmen bei Kindern und Erwachsenen darzustellen – und zwar ausgehend von der gesunden Stimme. Auch wenn sich die folgenden Ausführungen auf den anatomischen Aufbau und die Funktion der Stimme fokussiert, darf niemals vergessen werden, dass in allen Altersgruppen die Stimme ein wichtiger Teil der Persönlichkeit ihres „Inhabers" ist. Kinder sind keine verkleinerten Erwachsenen – dieser entwicklungspsychologische Grundsatz lässt sich uneingeschränkt auch auf die Stimme als ganzheitliches Phänomen übertragen. Die folgenden Kapitel gehen zum Teil sehr detailliert auf diese Aspekte ein.

Besonderheiten der Kinder- und Jugendstimme

Fokussiert man den Blick auf die Kinder- und Jugendstimme, gilt es, drei Besonderheiten zu beachten: Erstens betrifft das Wachstum den gesamten Stimmapparat, d.h. es müssen die Veränderungen der Atmungsorgane, des Kehlkopfes, der Ansatzräume sowie die Entwicklung des zentralen Nervensystems (insbesondere der Kinästhetik und der motorischen Steuerung) sowie des Gehörs für die auditive Steuerung berücksichtigt werden. Zweitens verläuft das Wachstum dieser Organsysteme nicht linear und nicht parallel. Entwicklungsabschnitte mit großen Veränderungen in kurzer Zeit (z.B. Kleinkindalter, Pubertät) stehen anderen Abschnitten mit langsamer verlaufendem Wachstum gegenüber – ein Fakt, der übrigens zum Beispiel auch beim Längenwachstum des Körpers oder bei der Gewichtszunahme bekannt ist. „Nicht parallel" meint, dass einzelne Organsysteme des Stimmapparates eher wachsen als andere. Zum Beispiel vergrößert sich die Lunge und damit das Lungenvolumen im Rahmen der Streckungsphase zu Beginn der Pubertät, während der Kehlkopf zu diesem Zeitpunkt noch kindliche Ausmaße hat. Dadurch steht ein größeres Atemvolumen für die Stimmbildung zur Verfügung, das auf Stimmlippen trifft, die hinsichtlich ihrer Größe, Oberfläche und ihres feingeweblichen Aufbaus dieser Aerodynamik noch nicht gewachsen sind. Zieht man schließlich ins Kalkül, dass die Stimmlippenepithelien durch das beginnende Wachstum auch empfindlicher werden und dass Kinder und Jugendliche ihre Stimme gerade in dieser Zeit oft auch an deren Leistungsgrenzen oder darüber hinaus belasten, wird die Relevanz dieses nicht-parallelen Wachstums für die mögliche Entstehung von Stimmstörungen deutlich.

Schließlich unterliegen alle durch das Wachstum des Stimmapparates definierten Leistungsparameter auch einem großen Einfluss durch stimmliche Aktivität und stimmliches Training. So führt regelmäßiges Singen zu besseren Stimmleistungsparametern [4,5]. Die klinische Erfahrung zeigt zwar auch, dass die angeborene Qualität der organischen Strukturen (insbesondere die Reagibilität und Widerstandskraft der Epithelien) unterschiedlich sein kann und zudem mit zunehmender Lebensdauer immer vielfältigeren Einflüssen ausgesetzt ist. Andererseits können aber das Training der Stimmleistung und -qualität und ein physiologischer Umgang mit der Stimme derartige Einschränkungen oft kompensieren. Das heißt, stimmliche Leistungsfähigkeit und Qualität sind bereits im Kindesalter einerseits abhängig von den organischen Voraussetzungen, in viel größerem Maße aber von der individuellen stimmlichen Aktivität, die aus der Förderung und dem Training durch die Bezugspersonen resultiert. Hier kommt dem Einfluss und der Vorbildwirkung der Erwachsenenstimme eine große Bedeutung zu. Um diese Wirkung positiv zu gestalten, ist es nicht minder wichtig, aufmerksam auf die Kinderstimme zu hören – ihr zuzuhören und in eine wirkliche Wechselwirkung zu treten.

Stimmliche Fähigkeiten differenzieren sich mit Beginn des Spracherwerbs in zwei verwandte Funktionalitäten mit jeweils eigenen rhythmischen, melodischen, akustischen, semantischen und emotionellen Charakteristika: die Sprechstimme und die Singstimme. Beginnend mit den vielfältigen ersten stimmlichen Äußerungen von Babys und Kleinkindern kann von annähernd gleichen Voraussetzungen der natürlichen Anlagen des Stimmapparates bei allen Menschen ausgegangen werden, wenn man einmal von den relativ seltenen angeborenen Fehlbildungen absieht [8]. Jedes Kind verfügt zudem über ein reiches musikalisches Potential mit einem unmittelbaren Bezug zu seiner Stimmfunktion, dessen Weiterentwicklung sehr von seinen Bezugspersonen abhängig ist: von den Eltern, den Erzieherinnen und Erziehern in Kindertageseinrichtungen und später von den Lehrern und Gesangspädagogen. Dafür bestehen schon in den ersten Lebensmonaten hervorragende und vielfältige Möglichkeiten einer musikpädagogischen Begleitung [6].

Landmarken der Stimmentwicklung und Normwertbereiche

Kenntnisse über die Zusammenhänge zwischen körperlicher und stimmlicher Entwicklung einschließlich zu erwartender „Normwertbereiche" sind für die pädagogische, ärztliche und therapeutische Betreuung der Stimme im Wachstum ebenso notwendig wie das Wissen um soziokulturelle und pädagogische Einflüsse. Das gilt sowohl für die Beratung und Begleitung im Falle eines physiologischen Ablaufes – zum Beispiel, wenn es um die Tauglichkeit für eine erhöhte stimmliche Aktivität im Rahmen einer Stimmausbildung oder Mitgliedschaft in Chören und Theaterensembles geht – als auch für die Erkennung, Diagnostik und Therapie von Dysphonien oder Dysodien im Kindes- und Jugendalter. Daher sollen einige dieser Normwertbereiche zur Orientierung zusammengetragen werden. Dabei gilt es zu betonen, dass diese Angaben immer hinsichtlich der individuellen Bedingungen des Untersuchten interpretiert werden müssen und als Anhaltspunkte dienen – nicht als festgeschriebenes „Gesetz". Auf diese Variabilität und die Konsequenz für die praktische Nutzung solcher Normwertbereiche wird auch in den folgenden Kapiteln eingegangen.

Die Vitalkapazität als ein wichtiger Parameter der Lungenfunktion und damit auch der Atmung für die Phonation beträgt zum Beispiel bei einem sechsjährigen Kind ca. 1200 ml, bei einem 14jährigen jugendlichen ca. 3500 ml und bei einem 17jährigen jungen Erwachsenen ca. 4500 ml. Aus klinischer Sicht gilt es allerdings darauf hinzuweisen, dass keine direkten Beziehungen zwischen Lungenfunktions-Werten und Qualität und Quantität stimmlicher Leistungen bestehen. Aber die Werte helfen, die zunehmende Lungenfunktion im Verhältnis zum Wachstum der anderen Anteile des Stimmapparates abzuschätzen.

Die Stimmlippenlänge beträgt zum Zeitpunkt der Geburt ca. 2,5 mm bis 3,0 mm und im Erwachsenenalter bei einer Frau zwischen 11 und 15 mm, bei einem Mann zwischen 17 und 21 mm. Mit zunehmendem Alter werden die Stimmlippen auch dünner und differenzieren sich in ihrem histologischen Aufbau mit der typischen dreischichtigen Lamina propria. Aus anatomischer Sicht konnte die Entwicklung der Glottis und Subglottis in den ersten fünf Lebensjahren an plastinierten kindlichen Kehlköpfen detailliert beschrieben werden.

Auch die Ansatzräume unterliegen bis zum jungen Erwachsenenalter deutlichen Wachstumsveränderungen. Das sind alle Räume oberhalb der Stimmlippen: der Eingang in den Kehlkopf, der gesamte Rachen, die Mundhöhle, die Nasenhaupt- und -nebenhöhlen einschließlich aller Organe wie beispielsweise die Zunge, die Lippen, etc. Hier zeigt sich ebenfalls ein unterschiedliches Längenwachstum der einzelnen Anteile [3]. Insbesondere die enorme Größenzunahme des Rachens hat Konsequenzen für die Bildung der Vokale, so wie die Wachstumsveränderungen die akustischen Bedingungen für die Klangbildung (Formanten) beeinflussen. Daher erklären sich die Unterschiede zwischen dem Klang von Kinder- und Erwachsenenstimmen [7].

Schließlich gilt es auch die Entwicklung der auditiven und zentralnervösen Steuerung des Stimmapparates zu berücksichtigen, auf die aber an dieser Stelle nicht detailliert eingegangen werden kann. Ebenso muss bedacht werden, dass die stimmliche Entwicklung in die allgemeinkörperliche und Persönlichkeitsentwicklung eingebettet ist und die Stimme schon bei Kindern ein essentieller Bestandteil der Persönlichkeit ist.

Alle Wachstumsveränderungen wirken sich mittelbar und unmittelbar auf die stimmlichen Leistungs- und Qualitätsparameter aus. Die erste stimmliche Leistung ist der Neugeborenenschrei. Er hat meistens eine Frequenz von etwa 440 Hz, was dem musikalischen Kammerton a' entspricht, und stellt quasi eine rein stimmliche Äußerung dar, die noch nicht durch die Funktionskreise Sprache und Sprechen überlagert ist. Voraussetzung ist die Atemfunktion für die Erzeugung des subglottischen Druckes. Auch wenn der Stimmklang beim Schreien durch Elemente der Heiserkeit (Rauhigkeit und Behauchtheit) sowie durch eine gepressten Stimmgebung charakterisiert ist, lassen sich diese bereits in den ersten Lebenstagen auditiv sicher von pathologischen inspiratorischen oder expiratorischen Atemgeräuschen unterscheiden. Bereits in den ersten Lebenswochen- und -monaten entwickeln sich melodische und rhythmische Elemente, die zunächst die momentanen Emotionen und Bedürfnisse des Säuglings ausdrücken, sich dann aber in zunehmendem Maße als Vorstufen des Sprechens und Singens weiterentwickeln [8].

Die Entwicklung der mittleren ungespannten Sprechstimmlage vollzieht sich vor der Mutation bei Knaben und Mädchen gleich. Als durchschnittliche Werte gelten Frequenzen zwischen 220 Hz (a) und 262 Hz (c1) für Knaben und zwischen 211 Hz (gis) und 281 Hz (cis1) für Mädchen, wobei keine statistisch signifikanten Unterschiede zwischen beiden Geschlechtern bestehen. Nach dem mutationellen Larynxwachstum und der Stimmlippenverlängerung erreichen Männer durchschnittliche Werte zwischen 87 Hz (F) und 123 Hz (H), Frauen zwischen 175 Hz (f) und 247 Hz (h).

Die Zunahme von Tonhöhenumfang und Dynamikumfang mit dem Alter sind sehr von soziokulturellen und (gesangs-)pädagogischen Einflüssen abhängig. Eigene Studien konnten zeigen, dass sowohl eine regelmäßige stimmliche Aktivität als auch eine Stimmbildung zu einer signifikanten Erweiterung beider Parameter führen [4,5].

Abschließend sei darauf hingewiesen, dass sich Wechselwirkungen zwischen den Stimmen von Kindern, Jugendlichen und Erwachsenen nicht nur im physiologischen – also im gesunden – Bereich abspielen. Die Verantwortung aller, die sich mit Kinder- und Jugendstimmen beschäftigen und ihnen Vorbild sind, liegt auch in der Aufmerksamkeit, Hinweise und Symptome einer Stimmstörung rechtzeitig zu erkennen und ggf. einer spezifischen ärztlichen Diagnostik zuzuleiten (s. Kapitel „Stimmleistung und -qualität sichtbar machen. Medizinische Stimmdiagnostik bei Kindern und Erwachsenen"). In der Praxis sieht es leider oft anders aus: Kindliche Stimmstörungen haben eine Prävalenz zwischen 6% und 24%, stimmbezogene Beschwerden werden von Kindern ab dem 4. Lebensjahr in 45-65%, bei Jugendlichen in etwa 25-40% der Fälle angegeben [2]. In einer englischen Studie untersuchte Carding 7.389 Achtjährige, von denen 6% einen atypischen Stimmklang aufwiesen. Jedoch nur 22% der betroffenen Eltern war die Heiserkeit überhaupt aufgefallen [1]. Dabei hat eine kindliche Heiserkeit weitreichende Konsequenzen: Einerseits könnte sich dahinter eine therapiebedürftige organische Ursache verbergen, zum anderen ist bekannt, dass Kinder mit einem pathologischen Stimmklang von Gleichaltrigen und Erwachsenen negativer beurteilt werden als stimmgesunde Kinder. Zudem zeigen 40-80% der betroffenen Kinder negative emotionale Auswirkungen (Traurigkeit, Ärger, Frustration) und Beeinträchtigung sozialer Kontakte (vermindertes stimmliches Engagement im Unterricht und bei Freizeitaktivitäten) [2]. Nicht zuletzt sollte uns Erwachsene das Wissen um diese Zusammenhänge motivieren, achtsam auf die Kinder- und Jugendstimme zu hören und Bedingungen für eine optimale stimmliche Entwicklung zu schaffen.

Literaturangaben

[1]   Carding PN, Roulstone S, Northstone K, ALSPAC Study Team. The prevalence of childhood dysphonia: a cross-sectional study. J Voice 2006, 20(4): 623-630

[2]   Connor NP, Cohen SB, Theis SM, Thibeault SL, Heatley DG, Bless DM. Attitudes of Children With Dysphonia. J Voice 2008, 22(2):197-209

[3]   Fitch WT, Giedd J. Morphology and development of the human vocal tract: a study using magnetic resonance imaging. J Acoust Soc Am. 1999;106:1511-1522

[4]   Fuchs M, Heide S, Hentschel B, Gelbrich G, Thiel S, Täschner R. Einfluss der körperlichen Entwicklung und der sängerischen Aktivität auf Stimmleistungsparameter bei Kindern und Jugendlichen. HNO 2006; 54:971-980

[5]   Fuchs M, Meuret S, Thiel S, Täschner R, Dietz A, Gelbrich G.
       Influence of singing activity, age and sex on voice performance
       parameters, on subjects' perception and use of their voice in
       childhood and adolescence. J Voice 2009; 23:182-189

[6]   Seeliger M. Das Musikerleben in den ersten Lebensjahren und
       Möglichkeiten der musikpädagogischen Begleitung. In: Fuchs
       M (Hrsg.) Singen und Lernen. Berlin: Logos 2007, S. 107-116

[7]   Sundberg J. Warum klingen junge Stimmen anders? In: Fuchs
       M (Hrsg.) Stimmkulturen. Bd. 2 der Schriftenreihe „Kinder-
       und Jugendstimme". Logos Verlag Berlin, 2008, S. 23-34

[8]   Wermke K. Von einfachen zu komplexen Melodien: Über die
       frühesten Entwicklungsschritte auf dem Weg zur Sprache. In:
       Fuchs M (Hrsg.) Singen und Lernen. Berlin: Logos 2007, S.
       9-20

Erwachsenenstimmen als Leitbilder für die Kinderstimme
- Segen oder Fluch?

Lutz Christian Anders

Kann eine Erwachsenenstimme überhaupt als Leitbild für die Kinderstimme wirksam werden? Vieles spricht dafür. Obwohl die Anlage des Kindes, überhaupt Sprache als System ausbilden und entwickeln zu können, genetisch programmiert ist, stellt das sprachliche Vorbild der Eltern vor allem in der Zeit der frühen Sprachentwicklung einen wichtigen Input dar. Melodieverläufe und Akzentuierungsmuster beim Sprechen werden als prosodische Merkmale schon in der ersten Lallphase des Kindes erkannt und nachgeahmt, später kommt die Lautbildung selbst hinzu: Nachdem vom Säugling zunächst gleichsam spielerisch eine Vielzahl von Lauten gebildet wurde, darunter auch solche, die nicht zum muttersprachlichen Lautsystem gehören, zentriert sich in der folgenden Phase der Nachahmung das Lautrepertoire des Kindes auf Bildungen, die vor allem in der Kommunikation mit der Mutter wiederholt wahrgenommen werden. Darauf wird die Symbolfunktion entwickelt, den gehörten und gebildeten Lautkomplexen wird eine Bedeutung zugeordnet, die Begriffe werden grammatisch verknüpft und zu bedeutungstragenden Äußerungen geformt. Mit der Erweiterung des „individuellen Lexikons" des Kindes und der Ausbildung immer neuer Begriffsverknüpfungen entwickelt sich die kommunikative Kompetenz; immer spielt dabei das sprachliche Vorbild der Eltern eine wesentliche Rolle.

Stimme – Voraussetzung für die Kommunikationsfähigkeit des Kindes

Zunächst ist die Erzeugung von Stimme eine Voraussetzung für die Lautbildung überhaupt, über die Hälfte der Laute des Deutschen wird stimmhaft gebildet. Wenn man über die Ebene der Einzellaute (*segmentale* Ebene) hinausgeht und die *suprasegmentale* Ebene betrachtet, d.h. die Merkmale der Verknüpfung von Einzellauten zu lan-

gen Lautketten, wie sie beim normalen Sprechen regelmäßig erzeugt
werden, zeigt sich die Wirksamkeit der Stimme ebenso: Aufgrund
von Tonhöhen-, Lautstärke- und Dauer-Unterschieden der Laute und
Silben werden bestimmte Silben oder Wörter als akzentuiert gekennzeichnet, andere als nicht akzentuiert. Diese Differenzen (prosodische
Merkmale, Prosodie) können bedeutungsunterscheidend wirken (Bsp.
Wortakzentuierung: *unter*legen / unter*legen*), vor allem aber werden
durch sie der Grad und die Art der emotionalen Beteiligung des Sprechers markiert; das vom Sprecher Gemeinte, seine Kommunikationsabsicht, erschließt sich durch die Prosodie erst völlig. In vielen Situationen ist diese Information für Sprecher und Hörer weit bedeutsamer
als die reine Text-Information.

Ohne Stimme aber sind solche prosodischen Merkmale nicht zu ge-
nerieren: Unterschiedlich schnell schwingende Stimmlippen erzeugen
verschiedene Tonhöhen, Unterschiede des Atemdrucks und (im Zusammenhang damit) der Schwingungsamplitude der Stimmlippen sind
für Lautstärkeeindrücke verantwortlich, unterschiedlich lange Pho-
nationszeiten bei den verschiedenen Lauten und divergierende Be-
wegungsgeschwindigkeiten der Artikulationsorgane bewirken unterschiedliche Längenkennzeichnungen der Laute.

Zu den drei prosodischen Merkmalen Tonhöhe, Lautstärke und Dauer
tritt der Stimmklang als vierte Komponente hinzu. Durch differenzierte Klangfülle und Klangfarbe der Stimme teilen sich dem Hörer
bewusst oder unbewusst emotionale Zustände des Sprechers mit, und
als prosodisches Merkmal trägt der Stimmklang besonders zur Wirkung der Äußerung bei. Der Klang der Stimme eines Sprechers ist
immer abhängig von der Gestalt seiner Ansatzräume, und selbstverständlich sind die Ansatzräume eines Kindes völlig anders dimen-
sioniert als die eines Erwachsenen. Da die Ansatzräume aber variabel
und verformbar sind, erzeugen wir wechselnde Varianten des Stimmklanges, die bis zu einem gewissen Grade sprechertypisch sind. Wenn
Kinder den Stimmklang ihrer Eltern nachahmen, so geschieht dies
in Form einer Übernahme ihrer typischen Ansatzraum-Einstellungen
und -veränderungen; hinzu kommt die Kopie der charakteristischen
Lautstärke und Tonhöhe. Diesen Merkmalen liegt letztlich die Übernahme von Spannungszuständen der Atem-, Phonations- und Arti-
kulationsmuskulatur zu Grunde.

Nachahmung der Erwachsenenstimme?

Nicht nur in der Stimmbildung und Artikulationsschulung für Sprecher und Sänger oder in der Stimmtherapie wird mit Selbstverständlichkeit von der Existenz und Wirksamkeit solcher Nachahmungen ausgegangen, sondern auch in vielen anderen Bereichen, etwa im Instrumentalunterricht oder in der Sportdidaktik und -methodik. Das Muster ist überall dasselbe: Der Lehrer/Trainer/Therapeut versetzt seinen eigenen Körper in einen bestimmten Spannungszustand bzw. führt einen Bewegungsablauf vor und baut auf dessen tendenzielle Nachahmung durch den Schüler/Patienten (*„funktioneller Nachvollzug"*).

Obwohl dies allgemein praktiziert wird, stellt sich die Frage nach haltbaren wissenschaftlichen Nachweisen. Die Zahl der Untersuchungen, die als Belege dienen können, ist auf dem Gebiet der Stimmforschung nicht groß, dennoch gibt es einige Anhaltspunkte. Sie wurden zunächst durch Forschungen anderer Disziplinen geliefert. Zu nennen sind hier aus den Gebieten Psychologie, Linguistik und Medizin der Carpenter-Effekt, der bereits 1852 beschrieben wurde [3]. Es handelt sich um die Feststellung von tatsächlichen oder tendenziellen Bewegungsnachvollzügen bei Personen, die Bewegungen von Mitmenschen sinnlich wahrnehmen. Hinzu kommt die Beschreibung einer Erweiterung dieses Nachvollzugs auf das psychische Geschehen eines Menschen im Ideo-Realgesetz, d .h. die Übertragung von Gefühlsäußerungen und Ausdrucksqualitäten [5], weiterhin Hinweise auf verdeckt ablaufende physiologische Aktionen der Artikulationsorgane eines Hörers, die seinen auditiven Wahrnehmungen entsprechen [7], und schließlich die aktuelle Diskussion über die neurobiologischen Grundlagen all dieser Prozesse, die Spiegelneurone [2].

Aber auch sprechwissenschaftliche Wirkungsuntersuchungen bezogen sich auf stimmliche Übertragungseffekte zwischen Sprecher und Hörer, einige davon auf die Übernahme von Stimmstörungen von Pädagogen durch Kinder.

So untersuchte Schulze [10] in einer umfangreichen Studie den Einfluss des Stimmklangs von Kindergärtnerinnen auf die Stimmentwicklung von Kindern in einem sächsischen Landkreis. Insgesamt waren in die Studie 202 Kindergärtnerinnen und 329 Kinder einbezogen,

aus diesen Gruppen wurde eine Probandenauswahl getroffen. Der
Autor fand, dass in Kindergruppen, die durch stimmgestörte oder
stimmgefährdete Kindergärtnerinnen geleitet wurden, die Zahl der
Kinder mit Stimmstörungen oder -gefährdungen höher war als in
Gruppen mit stimmgesunden Kindergärtnerinnen. In Gruppen mit
stimmgesunden Kindergärtnerinnen fanden sich 20% stimmgestörte
und 14% stimmgefährdete Kinder, in Gruppen mit stimmgefährde-
ten Kindergärtnerinnen 27% stimmgestörte und 20% stimmgefährdete Kinder, bei stimmgestörten Kindergärtnerinnen wurden 34%
stimmgestörte und 25% stimmgefährdete Kinder ermittelt. Die Unterschiede waren statistisch signifikant.

Wuttke [11] wiederholte diese Erhebungen mit ähnlichem Untersu-
chungsdesign in einem großstädtischen Raum in Sachsen-Anhalt.
Auch in diese Studie war eine große Zahl von Probandinnen einbezogen (Grundlage der Auswahl: 239 Kindergärtnerinnen), unterschieden
wurde hier lediglich zwischen Kindergruppen, die durch stimmgesunde bzw. stimmgestörte Kindergärtnerinnen geleitet wurden. Höhere
Raten an Stimmstörungen und Stimmgefährdungen bei Kindern in
Gruppen mit stimmgestörten Kindergärtnerinnen stellte auch Wuttke fest: Der Anteil stimmgestörter bzw. stimmgefährdeter Kinder in
den Gruppen mit stimmgesunden Kindergärtnerinnen betrug durch-
schnittlich 15% bzw. 20%, in Gruppen mit stimmgestörten Kindergärtnerinnen 22% bzw. 36%. Diese Zusammenhänge konnten statistisch nicht generell gesichert werden, wohl aber Zusammenhänge
zwischen der Zugehörigkeit der Kinder zu einer der nach Stimmstatus der Kindergärtnerin differenzierten Gruppen und speziellen
Stimmmerkmalen des Kindes. Ein Beobachtungsgegenstand in den
Studien Schulzes und Wuttkes war auch die Aufmerksamkeit der
Kinder. In den Gruppen mit unphysiologischer Bildungsweise der
Kindergärtnerinnen-Stimme zeigten sich Aufmerksamkeitsdefizite bei
den Kindern [6].

Ähnliche Zusammenhänge zwischen Verhalten im Unterricht und der
Stimmqualität der Lehrerin belegten auch Untersuchungen an Schulkindern der ersten bis vierten Klassen. Greifenhahn [4] führte eine
umfangreiche Erhebung an vier Dessauer Schulen durch, in die eine Reihenuntersuchung von Lehrerinnen und Lehrern eingeschlossen
war. Das Ergebnis verwies auf einen deutlichen sprecherzieherischen
bzw. stimmtherapeutischen Handlungsbedarf: 37% der Pädagogen

hatten eine gestörte Stimmfunktion. Hier wurde die Qualität der Kinderstimme nicht untersucht, allerdings zeigten sich bei Pädagogen mit Stimmstörungen wiederum deutliche Mankos der Aufmerksamkeit und der Qualität der Unterrichtsteilnahme der Schüler.

In diese Studie eingeschlossen war ein Untersuchungsschritt, der auf die Beurteilung der Lehrerstimme durch Schüler und auf die Erwartungsvorstellungen der Kinder bezüglich der Pädagogenstimme gerichtet war. Von Schülern, die eine stimmkranke Lehrerin hatten, wurden kranke Stimmen weitaus eher toleriert als von Schülern mit einer stimmgesunden Lehrerin. Diese Tatsache unterstreicht die Determination stimmlich orientierter Normvorstellungen durch die tägliche kommunikative Praxis, d.h. durch die vorwiegend wahrgenommenen Stimmqualitäten der Kommunikationspartner des Kindes.

Die beschriebenen Effekte der Nachahmung gestörter Stimmen und einer gesteigerten rezeptiven Toleranz gegenüber gestörten Stimmen belegen den Einfluss der Stimmqualität auf das eigene stimmliche Leitbild bei Kindern.

Ergebnisse einer neueren Studie von Nespital zeigen *unmittelbare Einflüsse auf die Stimmqualität von Hörern* durch aktuell wahrgenommene Stimmen auf. Es handelt sich um eine „Untersuchung des funktionellen Nachvollzugs der physiologischen Gesangsstimme bei funktionell bedingten Stimmstörungen" [8]. Das Experiment wurde als Pilotstudie zu einer umfangreicheren Forschungsarbeit der Autorin durchgeführt und zeitigte trotz eines begrenzten Umfangs des Untersuchungsmaterials interessante Resultate, die geeignet sind, im Prä-post-Vergleich die Wirkung gehörter Stimmen auf die Stimmqualität der Perzipienten nachzuweisen. Es handelte sich um 10 männliche Hörer mit funktionell gestörten Stimmen, deren Stimmqualität beim Sprechen und Singen (Spontansprache, Text, Lied) nach einem standardisierten Urteilsmodell ([1], von Nespital [8] erweitert um die Dimension des allgemeinen Eindrucks der sprecherischen bzw. sängerischen Qualität) vor und nach dem Vorspielen einer entspannten, physiologisch gebildeten Gesangsstimme durch vier Experten beurteilt wurde. Das Stimulusmaterial war gemäß der Stimmlage der Hörer differenziert: Für die Hörer mit Tenorstimmen wurden die Lieder von Robert Schumann „Hör' ich das Liedchen klingen" und „Morgens steh' ich auf und frage" sowie von Conradin Kreutzer „Ruhetal"

ausgewählt (Sänger: Peter Schreier, Dauer insgesamt: 5'19"), den
Probanden mit Bassstimmen wurden die Lieder von Franz Schubert
„Gesänge des Harfners" und „Auf dem Wasser zu singen" dargebo-
ten (Sänger: Thomas Quasthoff, Dauer insgesamt: 5'19"). Tendenziell
(statistisch nicht signifikant) verringerten sich bei den Hörern nach
dem Vorspielen der Lieder das Knarren ihrer Stimme beim Textlesen, die Behauchtheit in der Spontansprache und die Heiserkeit beim
Liedsingen. Statistisch signifikant (Wilcoxon-Test) verminderte sich
die Anzahl der geknarrten Passagen beim Textlesen, die Zahl der pathologischen (gespressten und knarrenden) Einsätze im Text sowie die
Behauchtheit in der Spontansprache. Allein durch die Wahrnehmung
einer gesunden, guten Stimme kam es also zu einer unmittelbaren
Verbesserung der gestörten Stimmen.

Nach demselben Muster wurde von der Autorin eine Versuchsreihe
durchgeführt, in der die Gesangsstimme eines Blues-Sängers zu hören
war, die als unphysiologisch (gespannt, knarrend, heiser) einzuordnen
ist (Sänger: Tom Waits, Titel: „Bottom of the world" aus dem Album
„orphans -Brawlers", Bawlers & Bastards, 2006; Dauer insgesamt:
5'42"). Selbstverständlich ist mit dieser Auswahl kein musikalisch-
ästhetisches Werturteil verbunden, es handelt sich lediglich um die
Wahl einer Stimme gemäß den Merkmalen physiologischer Phonation im klinischen Sinne. Nach der Präsentation kam es bei den Hörer-
stimmen zu einer tendenziellen Zunahme der gepressten Einsätze, der
Rauigkeit und Heiserkeit im Text.

Beide Varianten, die Vorführung einer physiologischen und einer un-
physiologischen Stimme, zeitigten also Auswirkungen auf die Hörer-
stimmen in jeweils der Form, die den stimmlichen Merkmalen der
Verführung entsprach; die Hörer reagierten im Sinne des funktionellen Nachvollzugs.

Funktioneller Nachvollzug: Bedeutung für die Erwachsenen-Kind-Kommunikation

Wenn auch weitere Beobachtungen und Experimente genauere Auf-
schlüsse bringen müssen, liefern all diese Forschungsergebnisse Hinweise auf die Realität des funktionellen Nachvollzugs von Attribu-
ten eines wahrgenommenen Stimmklangs durch Hörer. Ohne Zweifel

trifft dies auch auf Kinder zu, die Stimmklangmerkmale ihrer Eltern und weiterer Erwachsener aus ihrem kommunikativen Umfeld übernehmen. So kann das stimmliche Vorbild Erwachsener dem Kind ein Segen oder Fluch sein.

Das, was anzustreben und was zu vermeiden ist, wäre durch praktische Klangbeispiele besser zu verdeutlichen als durch die verbale Beschreibung von Merkmalen. Wenn eine Beschreibung hier dennoch vorgenommen wird, ist der Hinweis wichtig, dass nicht der Stimmklang allein, sondern „die Stimme" im umfassenderen Sinne beschrieben wird, d.h. der Stimmklang im Verein mit den weiteren prosodischen Merkmalen.

Dabei ist der „Fluch" einfacher zu kennzeichnen als der „Segen": Angesichts des Wissens um die Nachahmung stimmlicher Attribute von Sprechern durch Hörer kann die Gefahr nicht geleugnet werden, dass die Stimmstörung eines Elternteils durch ein Kind gleichsam übernommen wird. Dies kann dann neben der Minderung seiner Stimmgesundheit auch eine Einschränkung seiner stimmlichen Ausdrucksmittel bedeuten.

Ein noch schlimmeres Übel ist aber „sprecherische Rigidität" der Erwachsenen: Sprechmuster, die gekennzeichnet sind von einer klanglich undifferenzierten Sprechweise, bei der die Information, die der Text liefert, nicht von einer adäquaten, unverwechselbaren prosodischen Klangform begleitet wird. Äußerungsabsicht und Text der Äußerung auf der einen Seite und die zugehörige Sprechweise auf der anderen sind nicht aufeinander abgestimmt. Ganz gleich, was gesagt wird, die Prosodie ist jedesmal fast dieselbe. Der schlimmste Fall ist eine dauerhaft zu laute, schroffe, apodiktische Redeweise der Erwachsenen, die nicht geeignet ist, Emotionen differenziert zu übertragen – Reden aus der Gefühlskälte.

Die Gründe für eine solche Kommunikationsweise sind unterschiedlich, immer aber ist die Frage nach systemischen Gesichtspunkten wesentlich, etwa nach dem Selbstverständnis der Eltern, das im Zusammenhang mit einem typischen, möglicherweise autoritären Erziehungsstil steht, nach der Beziehung der Eltern zueinander, der Rolle des Kindes in der Familie, nach der Geschwisterfolge und dem Verhältnis des Kindes zu den Geschwistern. Entscheidend ist, zu welcher Redeweise das Kind angehalten oder sogar gezwungen wird.

Muss es sich mit größter Mühe durchsetzen? Gelingt dies überhaupt jemals? Wie wird in der Familie kommuniziert, grundsätzlich hierarchisch, „von oben nach unten"?

Nicht nur die Eltern-, auch die Lehrerstimme spielt vor allem für Kinder im frühen Schulalter eine wesentliche Rolle; sie spiegelt nicht nur den einen Menschen, von dem sie erzeugt wird, sondern prägt auch das Bild des Kindes von der Welt, in der es lebt, und formt seine Erwartungen an das Leben. Möglicherweise wird später ein diktatorischer Kommandoton als Attribut der „mächtigen", „potenten" Erwachsenenstimme übernommen (An dieser Stelle muss das umfassende Gebiet der verbalen Information ausgespart werden, d.h. Fragen des Textes selbst, Semantik, Grammatik, Stil und Sprachpragmatik.). Damit ist eine Verarmung der Ausdrucksmöglichkeiten des Kindes vorprogrammiert – ein nicht zu unterschätzendes kommunikatives Handicap. Eine solche Verarmung kann aber ebenso durch eine ständig unterspannte, monotone Stimme erzeugt werden.

Was ist stimmlich-sprecherisch ein „Segen" für das Kind? Ohne Zweifel ist es das Vorbild einer Stimmgebung, die reich ist an Modifizierungen, bei der also – der Äußerungsabsicht des Sprechers folgend – viele verschiedene Stimmklangvarianten gebildet werden, deren funktionaler Textbezug vom Kind im Laufe seiner Entwicklung intuitiv aufgenommen (oder auch bewusst verstanden) und imitiert wird. Das Kind soll erfassen, dass prosodische Muster nicht beliebig gebildet werden, sondern an bestimmte Äußerungsabsichten und Emotionalisierungsgrade gebunden sind. Durch eine variantenreiche Gestaltung der Klangfarbe, Sprechmelodie, der Lautstärke und des Tempos ist dann die beste Voraussetzung gegeben, dass auch das Kind selbst differenzierte sprecherische Ausdrucksmöglichkeiten entwickelt und seine Kommunikationsabsicht dadurch unmissverständlich und wirksam sprecherisch umsetzen kann.

Günstig ist ferner eine gesunde, möglichst klangvolle Erwachsenenstimme, die zum größten Teil in Indifferenzlage und ohne pathologische Unter- oder Überspannung gebildet wird – und dadurch erst in der Lage ist, unterschiedliche, der Äußerungsabsicht angemessene Ausdrucksqualitäten zu erzeugen.

Weitere Einflüsse auf die Ausbildung stimmlicher Leitbilder

Leider ist auch bei gutem Willen und Tun das beste elterliche Vorbild oft nur teilweise wirksam. Der Grund: Neben der Einwirkung der elterlichen Stimme bzw. der Stimme von Erziehungspersonen gibt es viele weitere, kaum kontrollierbare Einflussgrößen.

Zu nennen ist an erster Stelle die Stimme der Mitglieder von Peergroups. Die Gruppen Gleichaltriger (bzw. auch Gruppen mit Gruppenmitgliedern ähnlichen Sozialstatus' und oft desselben Geschlechts) spielen im Sozialisierungsprozess von Kindern und Jugendlichen eine erhebliche Rolle [9], denn Kinder und Jugendliche orientieren sich in ihrem Sozialverhalten, das kommunikative Normen und damit auch den Stimmgebrauch einschließt, stark an Gleichaltrigen, oftmals stärker als an Eltern oder Erziehern. Dies betrifft Schulklassen, Sportgruppen und andere Freizeitgruppen. Gerade bei Jugendlichen, aber auch schon bei Schulkindern gibt es innerhalb dieser Gruppen kommunikative Normen mit einem hohen Verbindlichkeitsgrad. Sie zeigen sich im Sprachgebrauch (Lexik, Grammatik, Stilistik, Pragmatik), ebenso in der Artikulation. Als Beispiel sei die Übernahme von bestimmten semantischen, grammatischen und artikulatorischen Merkmalen der so genannten *Kanak Sprak* (*Türkendeutsch*) durch Jugendliche deutscher und anderer Herkunft genannt, des ursprünglich von türkischen Migrantengruppen in großstädtischen Ballungsräumen gesprochenen Soziolekts. Gruppenspezifische Normen gelten ebenso für die Art des Stimmgebrauchs (Lautstärke, Melodisierungsmuster, Sprechstimmlage, Klangfarbe).

Eine weitere Einflussgröße ist die *Stimme in den elektronischen Massenmedien*. Die Ergebnisse einer seit fünf Jahren laufenden Untersuchung des Kriminologischen Forschungsinstituts Niedersachsen über den Medienkonsum von 17.000 Schülern der neunten und 5.500 Schülern der vierten Klasse spiegeln einen enorm hohen Fernsehkonsum von Kindern: 31,9% Prozent der zehnjährigen Kinder aus deutschen Familien und 51,6 % der Zehnjährigen aus Migrantenfamilien haben Zugriff auf ein eigenes Fernsehgerät [12]. Die Bundeszentrale für gesundheitliche Aufklärung gibt als Ergebnis von Erhebungen zur Dauer des täglichen Fernsehkonsums einen realen Fernsehkonsum für unterschiedliche Altersklassen an: Altersklasse 0-2 Jahre: 58 Minuten,

Altersklasse 3-5 Jahre 75 Minuten, Altersklasse 6-9 Jahre 92 Minuten, Altersklasse 10-13 Jahre 108 Minuten. Bei einer täglichen medialen Stimmeinwirkung zwischen einer und zwei Stunden ist es unbestreitbar, dass die im Fernsehen zu hörenden Stimmen eine große Rolle als stimmliche Leitbilder des Kindes oder Jugendlichen spielen.

Auch die Bedeutsamkeit der *Stimme von persönlichen Leitbildern* ist nicht zu unterschätzen. Meist, wenn auch nicht immer, steht der Einfluss der Stimme von Identifikationsfiguren im Zusammenhang mit dem Medienkonsum der Kinder. Solche Personen können dem Kind als Moderatorinnen und Moderatoren aus Rundfunk und Fernsehen bekannt sein, eingeschlossen sind hier aber auch Sänger, die musikalische CD-Produktionen gestalten, oder Sprecher, die aus Hörspiel- oder Hörbuchproduktionen bekannt sind.

Ziel: stimmliche Ausdrucksfähigkeit

Wenn auch das stimmliche Vorbild von Eltern und Lehrern nicht der einzige Faktor für die Ausbildung der stimmlichen Ausdrucksfähigkeit eines Kindes ist, stellt ein guter sprecherischer Input durch Erwachsene eine wesentliche Voraussetzung für die Entwicklung der Kommunikativität der kindlichen Stimme dar. Dies ist das wesentliche Ziel: Die „Formung" der Kinderstimme, um dem Kind die Möglichkeit zu eröffnen, jetzt und später, im Erwachsenenalter, wirksam zu kommunizieren. Dies wird immer dann möglich sein, wenn das Kind in der Lage ist, kommunikative Beziehungen zu seinen Mitmenschen zu gestalten, die der eigenen Äußerungsintention (Ausdruck von Sachlichkeit, Grad der Emotionalisierung, Art der Emotionen) präzise entsprechen und zudem dem Kommunikationspartner bzw. den Partnern, der Situation und schließlich sozialen Kommunikationsnormen angemessen sind.

Literaturangaben

[1]   Anders L Ch (2000) Klassifizierungssysteme zur Stimmklang-
        bewertung in der klinischen Praxis. In: Geissner H K (Hrsg)
        Stimmen hören. 2. Stuttgarter Stimmtage 1998. Akademie für
        gesprochenes Wort. Röhrig Universitätsverlag, St. Ingbert,
        S. 21-28

[2]   Bauer J (2005) Warum ich fühle, was du fühlst – intuiti-
        ve Kommunikation und das Geheimnis der Spiegelneurone.
        Hoffmann und Campe, Hamburg

[3]   Carpenter W B (1852) On the influence of Suggestion in Mo-
        difying and directing Muscular Movement, independently of
        Volition. Royal Institution of Great Britain, S. 147-153

[4]   Greifenhahn L (1984) Zur Wirkung von Stimmen bei Unter-
        stufenlehrern. Diss. A, Halle

[5]   Hellpach W (1933) Elementares Lehrbuch der Sozialpsycho-
        logie. Springer, Berlin

[6]   Krech E-M et al (1991) Sprechwirkung. Akademie Verlag,
        Berlin

[7]   Leont'ev A A (1975) Psycholinguistische Einheiten und die
        Erzeugung sprachlicher Äußerungen. Akademie Verlag, Berlin

[8]   Nespital U (2008): Untersuchung des funktionellen Nachvol-
        zugs der physiologischen und der unphysiologischen Gesangs-
        stimme. Sprechwiss. Dipl.-arb., Halle

[9]   Schmidt A (2004) Doing peer-group: Die interaktive Konsti-
        tution jugendlicher Gruppenpraxis. Peter Lang, Frankfurt a.
        M.

[10]   Schulze H J (1981) Der Einfluss des Stimmklangs der Kin-
        dergärtnerin auf die Stimmentwicklung und die Aufmerksam-
        keit der Kinder. Diss. A, Halle

[11] Wuttke M (1988) Untersuchungen zum Einfluss der Sprech-stimmfunktion der Kindergärtnerin auf Stimmgebrauch und Aufmerksamkeit der Kinder. Diss. A, Halle

[12] www.urbia.de/topics/article/?id=9567 (18.09.2009)

„Der Ton kommt bei den Ohren raus" - Verbale und non-verbale Kommunikation im Gesangsunterricht

Berthold Schmid

„Ein Gesangslehrer ist ein Mensch, der einem mit viel Geduld hilft Probleme zu lösen, die man ohne ihn gar nicht hätte."

Seit vielen Jahrhunderten wird „Gesang unterrichten" getragen aus der Intuition des Lehrers, lebt aus der Beziehung von Meister und Schüler, wird als unwissenschaftlich angesehen, beansprucht für sich höchste Individualität und Phantasie. In hohem Maße gehören diese Ansichten heute der Vergangenheit an, Gesangsunterricht hat sich durch die Forschungen der Stimmwissenschaft, der Pädagogik und Erziehungswissenschaft u.v.m. von den alten Mustern emanzipiert und stellt sich dem Urteil objektiver Kriterien, ohne seine Tradition und seine Wurzeln verleugnen zu müssen.

Im Folgenden soll nun die Rede sein von der „Sprache" zwischen Lehrer und Schüler, von verbaler und non-verbaler Kommunikation. Kommunikation ist Wechselwirkung zwischen Menschen – wir senden Signale, Botschaften aus und wollen damit bei unserem Gegenüber eine bestimmte Wirkung erzielen, um dann im Wechsel der Kommunikationsrichtung eine Botschaft zu empfangen.

Bevor jedoch die eigentliche Sprache im Gesangsunterricht erörtert wird, ist es wichtig und notwendig, ein paar einführende Bemerkung zu einer grundsätzlichen Problematik des Unterrichtens von Gesang zu machen, aus der sich dann auch die kommunikativen Aspekte ergeben. Singen ist im Prinzip nichts Anderes als Muskelbewegung – und zwar hoch differenzierte Muskelbewegung des ganzen Körpers. Allerdings – und das ist gerade im Gesangsunterricht sehr wichtig – ist Muskelbewegung immer auch abhängig von psychischen Zuständen. Deshalb darf ein Gesangslehrer nie vergessen, dass er es mit dem Menschen in seiner Gesamtheit – also mit einem psychosomatischen Phänomen zu tun hat. Leider ist die Kontrollfunktion dieser Muskelbewegungen visuell nicht oder nur in beschränktem Maße möglich, wie zum Beispiel beim Tanzen oder Sport, es sein denn, Gesangsunterricht soll immer mit einer Videokamera im Mund vonstatten gehn. Beim Singen wird der Mensch mit einem inneren Organ nach außen wirksam und wahrnehmbar.

Die menschlichen Sinnesorgane sind hauptsächlich rezeptiv, d.h. sie nehmen Eindrücke auf und unsere Umwelt wird durch sie für uns „eindrücklich". Singen und Sprache aber geben etwas vom Menschen nach außen ab – sie sind „ausdrücklich". Hier wird schon ein Grundproblem deutlich: Gesangslehrer sprechen – im Gegensatz zum Phoniater -, wenn sie über Stimmen sprechen immer nur über deren klangliche Erscheinungsform. Sie sind ausschließlich auf den Klang angewiesen.

Wenn der Gesangslehrer mit dem Schüler über Stimme redet, gibt es zwar gemeinsame Worte, gemeinsame Begriffe, aber zunächst keine gemeinsame Sprache. Dies gilt im Übrigen nicht nur zwischen Lehrer und Schüler, sondern auch zwischen Sänger und Sänger, zwischen Sänger und Kritiker, zwischen Sänger und Phoniater, zwischen Gesangslehrer und Gesangslehrer.

Zunächst gibt es keine gemeinsamen Beurteilungs- bzw. Beschreibungskriterien.

Verbale Kommunikation im Gesangsunterricht hat zwei Zielrichtungen:

- einerseits die sprachlichen Mittel, die helfen sollen, eine optimale physiologische Funktionsweise zu erreichen und

- andererseits die Beschreibung eines Klanges, sei es als Ist-Zustand, oder als Ausbildungsziel, bzw. als Feedback für den Schüler

Zum ersten Punkt: Sprache zur Optimierung der Funktion

Die meisten Menschen haben das „Singen verlernt"; die natürliche und richtige Funktion ist ihnen im Laufe der Zeit durch Erziehung, Alltagsstress, physische Defizite und psychische Verletzungen mit daraus resultierenden Panzerungen abhanden gekommen.

Grundproblem ist nun: Der Schüler soll etwas (eine Muskelbewegung) lernen, die er nie bewusst gemacht hat und die er sich nicht vorstellen kann.

Es besteht also das Problem:

- wie spricht der Gesangslehrer mit dem Schüler über Phänomene, die er nie gesehen, gehört oder kinästhetisch wahrgenommen
  hat. Zumal ein visueller Zugriff, eine willentliche Steuerung der
  tonerzeugenden Organe nur sehr schwierig möglich ist. Wenn
  dies möglich wäre, könnte eine rein an physiologischen Begriffen orientierte Sprache, die Phänomene klar benennt, in der
  Kommunikation mit dem Schüler Anwendung finden. Dies ist
  aber leider nicht möglich.

Um dieses Problem zu umschiffen, werden nicht die Phänomene an
sich benannt, sondern es werden Bilder und Assoziationen verwandt,
die der Schüler kennt und nachvollziehen kann und die in gewünschter
Weise wirken. Dadurch kann beim Schüler im Laufe des Unterrichtes
ein Bewusstsein für eine „Körperregionen" geschaffen werden, das es
ihm ermöglicht, diese Muskulaturen zu bewegen – und zwar willent-
lich – über das Vehikel eines Bildes.

D.h. im Gesangsunterricht wird das Pferd im Grunde von hinten auf-
gezäumt: Es soll eine physiologische Funktion erreicht werden, diese wird aber nicht beschrieben, sondern das ganze Gebiet wird mit
Bildern und Assoziationen umkreist, um die gewünschte Funktion
hervorzurufen. Bilder funktionieren ohne dass der Schüler gesangliches oder gesangstechnisches Wissen braucht; ja sie ersetzen und
sublimieren Wissen. Sie setzen Wissen aus anderen Gebieten ein, um
sängerisches Tun zu erreichen. Die Bilder bringen den Schüler in eine
Situation, in der er, bzw. sein Körper spontan auf die gewünschte
Weise reagiert.

„Unterrichten heißt, Situationen herstellen, auf die der Schüler spontan in gewünschter Weise reagiert."

Deshalb müssen diese Bilder sehr individuell gebaut sein und in einem
stetigen Austausch zwischen Lehrer und Schüler entwickelt werden –
und sie sind einem steten Wandlungsprozess während der Ausbildung
unterworfen.

Der Kommunikationsweg läuft dabei im Grund im Kreis: der Lehrer
bietet ein Bild, das sich bewährt hat, dem Schüler an und erreicht
– oft nach mehrfachem Wechsel und Ausprobieren der Bilder – ein
Ergebnis. Dann erfolgt sozusagen der Rückweg – der Schüler gibt dem
Lehrer eine Assoziation, ein Körperbild vor, wie sich ein bestimmtes

gesangliches Phänomen im Körper des Schülers anfühlt. Dieses Bild wird dann von Beiden weiter verwendet. Denn: Was bei dem Einen funktioniert, muss dem Anderen noch lange nicht erfolgreich sein.

Der Umgang mit, bzw. die Auswahl der Bilder ist sehr abhängig vom Ausbildungsziel und von der Grundidee zum Gesangsunterricht. Grundsätzlich werden zweierlei Arten von Bildern eingesetzt:

1. Bilder außerhalb des Körpers – aus einer anderen, dem Schüler vertrauten Welt, die eine quasi „personenunabhängige" Form der Klangproduktion ermöglichen.

2. Bilder aus seinem Körper, die kinästhetische Wahrnehmungen beschreiben, den Schüler dadurch auf sich selbst, auf sein Inneres fokussieren und eine höchst individuelle Idee der Klangproduktion hervorrufen.

Wichtig ist vor Allem, dass die Auswahl der Bilder altersgerecht und dem Erfahrungshorizont des Schülers angemessen ist. Bilder, die vom Schüler nicht wirklich nachvollzogen werden können, schaffen eher Distanz als zielorientierte Kommunikation.

Im Folgenden sollen einige Beispiele von Bildern zu unterschiedlichen Aspekten der Stimmbildung aufgezeigt werden:

Bilder zur Haltung:

- sich wie ein König bewegen

- Wurzeln schlagen aus den Füßen

- wie eine Marionette an verschiedenen Punkten aufgehängt sein

Bilder zur Atmung:

- sich dem Atem öffnen, ihn einströmen lassen

- Atmung in den Beckenboden

- die Luft im Körper ist wie ein Springbrunnen

- an einer Blume riechen

Bilder zum Ansatz des Tones:

- den Ton von oben wie einen Apfel vom Baum pflücken

- den Ton mit einem Moment des Erschreckens ansetzen

- Jemanden durch Rufen zu erreichen suchen

Bilder zur Klangstruktur und zu Resonanzräumen:

- die Stimme einatmen (inhalare la voce)

- der Ton wird durch die Augen nach außen geschossen

- im Ton baden wie in warmem Wasser

- der Körper ist großer leerer Raum, der wie eine Kathedrale klingt

- die Schädeldecke öffnet sich und entlässt den Ton ins Universum

Bilder zu psychischen Einstellungen:

- nur wenn man hochmütig ist, dann „zündet" man

- sich wie das Alpha-Männchen auf der Bühne fühlen

- Angst macht stumm, denn nur ein glücklicher Vogel kann singen

An der Musikhochschule in Leipzig wurde unter Studierenden und Kollegen eine kleine Umfrage durchgeführt, die u.a. folgenden Punkt enthielt:

„Nennen Sie die wichtigsten sprachlichen Bilder, mit denen sie im Unterricht eine Optimierung der Stimmfunktion zu erreichen suchen, bzw. die Ihnen helfen, Ihr Singen zu steuern!"

- „Den Hals voll Klang nehmen"

- „Der Ton kommt bei den Ohren heraus."

- „I´m singing in my boots."

- „Ich ziehe mir die Töne an einem Faden aus der Nasenwurzel."

- „Ich singe durch das dritte Auge."

- „Der Pfirsichkern in meinem Unterbauch muss immer auf der Luft tanzen."

- „Man muss mit den Schamlippen singen."

Es wird aus diesen Antworten deutlich, dass im Gesangsunterricht eine höchst individuelle Sprache zwischen Lehrer und Schüler herrscht und auch notwendig ist – der Phantasie sind dabei keine Grenzen gesetzt. All diese Bilder sollen beim Schüler eine Körperreaktion auslösen, die den Kehlapparat in gewünschter Weise beeinflusst. Im zweiten Schritt wird versucht, dem Schüler die erreichte Einstellung – das erreichte „Körperbild" – bewusst und damit wiederholbar zu machen. Fehler und Fehlfunktionen sind allerdings bei einseitiger und nicht kontrollierter Anwendung immer derselben Bilder vorprogrammiert. Im Laufe der Zeit baut sich auf diesem Wege zwischen Schüler und Lehrer ein Sprachsystem auf, das höchst individuell und nicht auf andere Schüler übertragbar ist und das eine Optimierung der funktionalen Abläufe bewirkt.

Ein weiterer Aspekt, der Beachtung verdient, ist die Beschreibung und die sprachliche Kommunikation über das Ergebnis der erreichten Körpereinstellung: des sängerischen Klanges. Ein Stimmklang ist ja nur in bestimmtem Maße ein objektiv zu beschreibendes Phänomen. Natürlich gibt es Parameter, die messbar sind, aber das Gesamtphänomen „Klang" kann erst beschrieben werden, wenn es gehört wurde. Und dieses Hören ist ein höchst subjektivierendes Element. Jeder Mensch hört eine Stimme anders, weil seine individuellen ästhetischen Vorgaben, seine individuelle Psychogeschichte unterschiedliche Assoziationen und Reaktionen auslösen.

Grundsätzlich unterscheiden Gesangslehrer bei der Beschreibung eines Stimmklanges zwischen dem sogenannten „Material" (d.h. den naturgegebenen, physiologischen und psychologischen Voraussetzungen) und der individuellen Singweise, bzw. Gesangstechnik. Es kommt nicht selten vor, dass von einer schönen Stimme gesprochen wird, die aber hässlich klingt – z.B. weil sie vom Sänger vollkommen falsch eingesetzt wird. Gesangslehrer versuchen Stimmen ja immer nach der Differenz abzuhören zwischen physiologischem Klangwollen der Stimme und tatsächlichem Klang. Diese Differenz zu überbrücken ist ja die Aufgabe von Gesangsunterricht.

Um nun mit dem Schüler über Stimmklang zu kommunizieren, benutzt der Lehrer verschiedene Möglichkeiten mit denen er versucht, dem Gesamtphänomen Klang – bestehend aus Material, Technik, Aussagefähigkeit u.v.m. – gerecht zu werden:

1. Er bedient sich einer ähnlich blumigen Sprache mit Bildern wie bei der Umstrukturierung, d.h. gesangstechnischen Perfektionierung der Stimme, indem sensorische Erfahrungen aus dem alltäglichen Leben auf die Empfindungen und Höreindrücke, die der Klang der Stimme auslöst, angewendet werden:

   • „ein warmer Klang" – gemeint ist: beim Hören der Stimme entsteht körperliche und psychische Entspannung, wie dies Wärme im Körper auslöst.

   • „eine samtige Stimme" – gemeint ist das angenehme taktile Gefühl von Samtstoff, das der Haut schmeichelt

   • „eine blecherne Stimme" – der Klang der Stimme ist undefinierbar hässlich wie das Geräusch eines scheppernden Eimers

Es gibt nun unendliche viele Beispiele, wie Begriffe, die unser Lebensumfeld bewertend beschreiben, auf den Klang einer Stimme angewandt werden, um zu verdeutlichen, was der Klang dieser Stimme auslöst.

• weich – hart

• rund – scharf, spitz

• offen – eng

• schlank – dick

• glänzend – matt, dumpf

• elastisch – fest

• klar – hauchig

• beweglich – steif

- farbenreich – einfarbig
- edel – roh

2. Stimmen werden aber auch mit Begriffen beschrieben, die nicht unserer Lebensumwelt entnommen sind, sondern die den Klang in Beziehung setzen zu musikalischen Vorgängen oder zu musikalischen Inhalten:

  - virtuos
  - zirzensisch
  - koloraturfähig
  - dramatisch
  - lyrisch
  - charakterisierungsfähig

3. Zuletzt wird der Stimmklang aber auch tatsächlich mit sängerischen Parametern beschrieben, resonanzbeschreibenden Begriffen oder Begriffen, die eine gesangstechnische Machart oder physiologische Vorgänge zum Inhalt haben:

  - resonanzarm
  - vibratolos
  - tremolierend
  - nasal
  - brustig
  - kopfig
  - rückverlagert
  - fokusiert
  - gaumig
  - breitgespannt
  - längstgespannt
  - obertonreich/-arm
  - mit hoher/tiefer Kehle
  - überspannt

In diesem Bereich der Stimmbeschreibung und der Kommunikation zwischen Lehrer und Schülern, aber auch zwischen Gesangslehrern sind die größten Konfliktpotentiale angesiedelt, weil hier die Grundfähigkeit des Gesangslehrers gefordert ist: aus dem Hören eine Schlussfolgerung zu ziehen auf eine physiologische Situation. Und da jeder Gesangslehrer sein individuelles Hören natürlicherweise für die Wahrheit hält, sind Konflikte unvermeidbar.

Schwierigkeiten in der Kommunikation ergeben sich außerdem durch die unterschiedliche Bewertungsweise des Gehörten, bzw. unterschiedliche Begriffesdefinitionen. In der Kommunikation mit dem Schüler, aber vor allem unter Gesangslehrern ist zu beobachten, dass identische Begriffe individuell durchaus konträre Aussagen beinhalten können, bzw. derselbe Klang löst unterschiedliche Empfindungen aus. Die Grenzen sind durchaus fließend. Was für den Einen noch glänzend und strahlend ist, ist für den Anderen schon scharf und stählern, was für den einen warm und dunkel ist, ist für den Anderen dick, matt und dumpf. Für ein Einen ist eine „dunkle" Stimme etwas positives, für den Anderen symbolisiert das Wort „dunkel" Etwas nicht erkennbares, nicht klar konturiertes.

Es scheint eine Sisiphusaufgabe zu sein, hier Ordnung und Klarheit in die Definitionen, bzw. Bewertungen zu bringen. Das auf Logik aufgebaute System der Kommunikation mittels Sprache kommt hier an eine Grenze. Und weil eben viele stimmlichen und klangliche Phänomene nur sehr schwer und weitschweifig zu erklären sind, kommt dem zweiten großen Bereich der Kommunikation zwischen Lehrer und Schüler eine enorme Bedeutung zu: die non-verbale Kommunikation:

Auch hier sind zwei Bereiche grundsätzlich zu unterscheiden:

- einerseits die Kommunikation mit Stimme – aber ohne Sprache – sprich: mittels der Singstimme

- andererseits die Kommunikation mit „Sprache" – aber ohne Stimme – mittels Körpersprache

Zum ersten Punkt:

Ein wichtiger Ansatzpunkt über Stimme und über Stimmklang zwischen Lehrer und Schüler zu kommunizieren ist die Möglichkeit, mit der Sing-Stimme über Stimme zu sprechen, d.h. Vorzusingen. Wann und wie kann durch Vorsingen erfolgreich kommuniziert werden? Da ist zuvorderst die Frage zu klären: Was soll mit Vorsingen erreicht, was soll demonstriert werden – ein künstlerisches Ergebnis oder ein funktionales Ergebnis? Es ist unabdingbar wichtig, dass der Schüler informiert ist, welches Ziel mit dem Vorsingen verfolgt wird. Das ermöglicht ihm, entsprechend selektiv zu hören und zu verarbeiten.

Um gewinnbringend vorzusingen sind ein paar Voraussetzungen zu erfüllen:

1. Der Lehrer muss singen können!

   Er muss nicht über eine „Weltstimme" verfügen – aber: er muss Stimmfunktionen demonstrieren können – im eigenen Interesse ist es übrigens besser, hauptsächlich gesunde und richtige Funktionen zu demonstrieren und nicht falsche!

   Und: auf höherem Niveau des Gesangsunterrichtes muss er auch die Fähigkeit haben, einen künstlerischen Vorgang zu demonstrieren – wenn Erklärungen und Assoziationen scheitern.

2. Der Schüler muss hören können!

   Er muss über gesangstechnisches Gefühl und Gehör verfügen – sprich er muss etwas fortgeschritten sein. Es nützt nichts einen Anfänger mit großen Töne zu beeindrucken und dann ein Nachmachen zu fordern. Das endet immer im Desaster, weil der Schüler versucht, den Lehrerklang zu imitieren. Er verfügt noch nicht über die Fähigkeit, Funktionen aus einer Stimme herauszuhören – sprich physiologische Vorgänge zu erkennen.

   Dies aber ist eine Grundvoraussetzung für erfolgreiches und den Schüler weiterbringendes Vorsingen des Lehrers. Dann kann Vorsingen auch im gegengeschlechtlichen Bereich erfolgreich sein. Die Frage der Imitation erübrigt sich, wenn der Lehrer das Ziel des Vorsingens vorher verbal formuliert.

Zum zweiten Punkt: Kommunikation durch Körpersprache

Körpersprachliche Signale werden vom Menschen sehr spontan und unmittelbar verstanden. Jeder kennt dieses Phänomen aus dem Alltag: Unsere Einstellung gegenüber anderen Menschen hängt sehr stark von der körperlichen Ausstrahlung des Gegenübers ab. Das entscheidet u.a. auch darüber, ob wir das Gehörte als vertrauenswürdig, als merk-„würdig", bzw. als lern-würdig einstufen. Gesang hat ja in unmittelbarster Weise mit Körper zu tun, sog. „Körperarbeit" mit dem Schüler steht nicht nur im Anfängerunterricht fast an oberster Stelle. Von großer Wichtigkeit ist es deshalb, dass Lehrer und Schüler einen bewussten „körpersprachlichen Umgangston" miteinander pflegen. Körpersprache ist vom Gegenüber unmittelbar und spontan nachvollziehbar – sie versendet Botschaften, lange bevor sie in das Bewusstsein gedrungen und der Logik zugänglich sind. Dies ist uns eigentlich vollkommen klar, muss aber im Alltag immer wieder beachtet werden.

Auch hier erfolgt die Kommunikation natürlich in beiden Richtungen. Der Lehrende muss die körpersprachlichen Signale des Schülers klar erkennen und beachten. Das „Lesen-können" dieser Signale gehört zu den wichtigsten Aufgaben eines Gesangslehrers. Er kann daraus Schlüsse ziehen, die der Schüler oft aus Höflichkeit, Angst, Verschlossenheit o.ä. dem Lehrer nicht offenbaren kann /will. Es führt zu weit, dieses Gebiet umfassen zu beleuchten. Dennoch sollen einige Beispiele angeführt werden:

- Griff an den Kragen – signalisiert ein Engegefühl lange bevor der Schüler es überhaupt merkt und formulieren kann

- ein Schüler bewegt sich grundsätzlich rückwärts im Unterricht – er fühlt sich durch den Lehrer unter erheblichem Druck, dem er auszuweichen sucht

- der Schüler kann die Arme nicht vom Körper nehmen – er hat große Angst vor Kontrollverlust und Loslassen

Da die körpersprachlichen Signale unsere archaischen Verhaltenmuster widerspiegeln und ansprechen ist ein wichtiges Kapitel in dieser Hinsicht die richtige „körperliche Selbsteinschätzung" des Lehrers. Auch hier führt es zu weit, alle Facetten zu beleuchten. Aber gerade im Umgang mit Jugendlichen – vor allen Dingen mit Jugendlichen in der Pubertät – bzw. im Umgang mit gegengeschlechtlichen Schülern ist dies ein Punkt, der zu furchtbaren Missverständnissen und Kommunikationsschwierigkeiten zwischen Lehrer und Schüler führen kann.

Ein Beispiel: Das Eindringen in den Intimkreis des Schülers. Jeder Mensch hat um sich einen Radius, dessen Überschreiten durch eine „unbefugte Person" eine körperliche Abwehrreaktion auslöst. D.h. der Lehrer muss sich vergewissern, ob er als „befugte Person" vom Schüler angesehen wird oder nicht – dieses Vertrauensverhältnis muss vorher hergestellt werden. Es ist eine weit verbreitete schreckliche Unsitte, dass Gesangslehrer den Schutzkreis ihre Schüler ignorieren.

Bei jedem Körperkontakt – wie weit dies notwendig ist, sei dahin gestellt – muss auf die Körperlichkeit des Schülers höchste Rücksicht genommen werden. Es kann nicht sein, dass z.B. eine gestandene Gesangslehrerin einen pubertierenden Schüler auffordert, ihre gesamte Atmungsmuskulatur zu tasten. Ebenso wichtig ist das Einschätzen der eigenen energetischen Körperlichkeit – es gehört zu den schwereren Punkten in der Gesangslehrertätigkeit und es unterlaufen auch erfahrenen Pädagogen immer wieder Fehleinschätzungen.

Ein Beispiel: Der Lehrer will ein Ergebnis beim Schüler animierend erzwingen. Er nähert sich in hochenergetischer, aufmunternder Weise dem Schüler. Er braucht sich nicht zu wundern, wenn der Schüler, bzw. die Schülerin Fluchtversuche unternimmt – zumal, wenn Körpergröße, Gewicht und Geschlecht nicht identisch sind.

Der beste Leitfaden für körperliche Kommunikation und bewussten körpersprachlichen Umgang mit dem Schüler sind Wissen über die archaischen Reaktionsmuster, Höflichkeit und körperliche Gleichberechtigung – sie verhindern Übergriffe, die leider auch heute noch an der Tagesordnung sind.

Vor allem wichtig ist das Bewusstsein, dass der Lehrer beständig Körpersignale aussendet, die das eigene Befinden dem Schüler anzeigen. Dieser erkennt instinktiv und präzise, ob eine Botschaft empathisch abgesichert ist, ob sie als glaubwürdig eingestuft werden kann.

Einige Beispiele:

- Ein in seinem Stuhl zusammengesunkener Lehrer wird schwerlich die Konzentration des Schülers und eine körperliche Aufrichtung erreichen.

- Ein abgebrochener Blickkontakt signalisiert dem Schüler geistige Abwesenheit des Lehrers.

- Ein „Sich-Öffnen" und „Hinwenden" des Lehrers wird eine geistige Hinwendung und Konzentration des Schülers hervorrufen.

- Wichtig auch: Der Lehrer muss den Schüler beobachten, ohne
  dass dieser sich beobachtet fühlt. Insistierendes Festheften des
  Blickes irritiert den Schüler und weckt archaische Schutzmecha-
  nismen, u.v.m.

Lehrer und Schüler können sich nicht voreinander verstecken – wenn
einer dem Anderen versucht etwas vorzumachen, ist ein gewinnbrin-
gender Unterricht a priori unmöglich. Dies muss den Lehrern klar sein
und sie müssen den Schüler in eine Situation bringen, in der er sich
nicht zu verstecken braucht – Vertrauensaufbau heißt das Stichwort.
Ein offener Blickkontakt zwischen Lehrer und Schüler baut mehr Vertrauen auf als viele Gespräche.

Das Ziel ist es, durch welche Kommunikationsform auch immer, dem
Schüler einen praktikablen Steuerungsmechanismus aus seiner individuellen Körperlichkeit zu vermitteln, mit dem er seine Stimmfunktion so beeinflussen kann, dass eine physiologisch optimale Funktion
gewährleistet ist.

Schlussbemerkung

Verbale und Non-verbale Kommunikation im Gesangsunterricht ist
Kommunikation im ureigensten Sinne: Das lateinische Wort com-
munico heißt: etwas gemeinsam machen, jemand an etwas teilneh-
men lassen. Schüler und Lehrer können nur in Gemeinsamkeit etwas entwickeln, es gibt keinen one-way-Unterricht, keine Ex-kathedra-
Situation. Der Lehrer muss den Schüler an sich teilhaben lassen und
der Schüler den Lehrer. Nur so können die notwendigen, oft tief in
die Körperlichkeit und in die Persönlichkeit des Schülers eingreifen-
den Veränderungen herbeigeführt werden.

Es muss eine einheitliche gemeinsame Sprache zwischen Schüler und
Lehrer gefunden werden, in der Begriffe für Beide dasselbe bedeuten.
Das Arbeiten mit Vorstellungen, mit Bildern hat im Unterricht seine
Berechtigung, ja sogar seine Notwendigkeit, Körpersprache übersetzt
sehr viel unmittelbarer unsere Intention dem Schüler und kann ein
wichtiges Hilfsmittel im Unterricht sein.

Das große Ziel ist es, die natürliche „Schönheit einer Stimme" zu wecken: „Schönheit als Abglanz der Wahrheit". Wahrheit ist die individuelle, physiologische „Wahrheit" des einzelnen Menschen. Dann entsteht Personalität: Durchklingen des ganzen Körpers, der ganzen Seele. Das umfassende Bild! Alle Schönheit und jede schöne Stimme trägt ein Geheimnis in sich, ein Versprechen, das unerfüllt bleibt. Nichts ist schlimmer als eine Stimme, die kein Versprechen, kein Geheimnis birgt, die uns nicht zum Weinen oder zum Glück führt.

Diese Aura des Schönen kann logische Sprache nicht beschreiben, es bleibt nur das Reich der Phantasie, der Bilder. Logik, Phantasie und Unaussprechliches sind in der Kommunikation über Stimme, über Musik, über Kunst und Schönheit gleichberechtigt.

Das letzte Geheimnis von Schönheit und Musik ist ohnehin nicht erklärbar.

Kinder-Selbst contra Erwachsenenwille im Gesangsunterricht
Psychodynamische und familiendynamische Einblicke in Beziehungskonstellationen

BURKHARD MOISICH

Im Folgenden möchte ich Ihnen anhand von zwei Fallbeispielen aus der Beratungspraxis mögliche psychologische Hintergründe im Beziehungsdreieck zwischen Gesangsschüler/in, seinem/ihrem Vater bzw. seiner/ihrer Mutter und dem Gesangslehrer aufzeigen.

Menschliche Beziehungen sind – wenn man sich über die verschiedenen möglichen Betrachtungsebenen bewegt – sehr differenziert, verwoben und auch kompliziert.

Ziel der Ausführungen ist es, die psychologische Bedeutung von Gesangsunterricht für Familien beispielhaft zu verdeutlichen. Wir werden dafür einen Blick unter die Oberfläche des familiären Alltagsgeschehens werfen. Hinter allem, was sich zwischen den Familienmitgliedern abspielt, steht ein anderer, tieferer Sinnzusammenhang. Glauben Sie also nicht zu schnell und allein dem, was Sie auf der Oberfläche des Beziehungsgeschehens wahrnehmen. Betrachten Sie jeden einzelnen Menschen, jede eigene Beziehungskonstellation stets mit neuen ‚Augen'.

Wenn Sie aus diesem Kapitel mitnehmen, dass das offen Gegebene – nämlich das Anliegen von Eltern oder Kind, Gesangsunterricht zu erhalten – nur die Oberfläche ist, und dass es da noch eine große Menge von Beziehungsfaktoren und innerpsychischen Faktoren gibt, die diesen Wunsch mitbestimmen, dann habe ich mein Ziel für heute erreicht. Ein Sinnbild, das das Verhältnis von Oberfläche bzw. Figur einerseits und Hintergrund andererseits gut beschreibt, ist das einer Blume, bei der man ja auch davon ausgeht, dass sie unter der Erde Wurzeln hat. Behalten Sie dieses Bild ruhig im Hinterkopf. Hier interessiert uns nicht die schöne Blume, nämlich die erbrachte Leistung des Singens, sondern ihre Wurzeln.

Zur Hinführung auf die Fallbeispiele gebe ich noch *zwei Begriffs-erläuterungen*: der Begriff des Kinder-Selbst und der des Erwach-senenwillen.

Mit dem Begriff des Kinder-Selbst ist das Gespür bzw. das eigene Verständnis eines Kindes für das gemeint, was dieses Kind und zwar genau dieses Kind für seine Entwicklung braucht, was ihm gut tut und was seinen ganz persönlichen Talenten, Neigungen und Anlagen entspricht. In der Regel haben Kinder davon eine Ahnung, wenn sie ihnen von den Erwachsenen nicht kaputt gemacht wurde, was leider allzu häufig geschieht. Dann – wenn die Eltern den Kindern das Ge-spür dafür, was ihnen gut tut, mühevoll abtrainert haben – glauben die Kinder, dasjenige zu brauchen, was die Erwachsenen von ihnen erwarten, sie glauben dann nämlich, die Ansprüche der Erwachsenen an sie zu brauchen und zu wollen.

Mit dem Selbst verhält es sich so wie mit der Entelechie des Aristo-teles. Es geht darum, die oder der zu werden, die/der man ist, und keine andere bzw. kein anderer. Zuweilen ist es für Erwachsene sehr schwierig herauszufinden, was ein Kind braucht und was ihm für sei-ne Entwicklung gut tut. Die Betonung liegt hierbei auf „seine", denn es gibt Allgemeines, was allen Kindern (und auch allen Menschen) gut tut wie z.B. Lob, Anerkennung, Vertrauen oder Liebe; und es gibt Notwendiges, das ein Teil der Realität ist, das in einem ande-ren Sinne gut tut, auch wenn es oft keinen Spaß macht (wie Schule, Hausaufgaben, Erlernen des Umgangs mit Pflichten etc.).

Eine schwierige Anforderung an Eltern ist es, das spezielle Besonde-re herauszufinden, was genau dem eigenen Kind bzw. bei mehreren Kindern dem einen und dem anderen Kind gut tut, d.h. förderlich für seine Entwicklung ist. Eltern haben Ansprüche an Kinder und feste, manchmal auch starre Zielvorstellungen, was für ihr Kind gut ist. Ansprüche und Zielvorstellungen sind an sich hilfreich. Sind sie aber zu dominant, dann verdecken sie das jeweils Spezielle und Besondere, was für das Kind noch gut ist, dann verdecken sie seine individuellen und ureigenen Entwicklungspotentiale.

Mit dem Begriff des Erwachsenenwillens meine ich jene Ansprüche und Zielvorstellungen von Eltern an ihr Kind und den jeweiligen Pädagogen.

Die beiden folgenden Fallbeispiele dienen dazu, das Spannungsfeld zwischen ‚Kinder-Selbst' und ‚Erwachsenenwillen' zu verdeutlichen.

Fallbeispiel 1:
Der Gesangsunterricht als hilfreiche Stütze in einer schwierigen familiären und von daher auch seelischen Situation

Das erste Beispiel stellt eine ‚geglückte' Berücksichtigung des Kinder-Selbst vor.

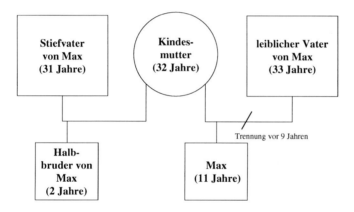

Abb. 1: Gesangsunterricht als ‚gute' Lösung eines Familienkonfliktes

Die Lebenssituation und das Familiensystem

Ein 11-jähriger Junge – nennen wir ihn Max – lebt in einer Familie, zusammen mit seiner Mutter, seinem zweijährigen Halbbruder und seinem Stiefvater. Die Kindesmutter ist selbstständig; sie hat eine kleine Firma. Dadurch ist ihr Arbeitstag zeitlich sehr ausgeweitet und schwer kalkulierbar. Sie unterliegt der Mehrfachbelastung von selbstständiger Tätigkeit und damit verbundenen andauernden finanziellen Problemen, der Organisation des Haushaltes sowie der Sorge um die zwei Kinder. Sie muss Beruf und Familie miteinander koordinieren. Sie ist ein echtes Organisationstalent. Sie möchte, dass es allen gut geht. Sie möchte allen gerecht werden.

Gleichzeitig ist ihr Partner – der Stiefvater von Max – beruflich ebenfalls sehr engagiert, so dass er keine Unterstützung bei der Erziehung der Kinder und im Haushalt ist. Der Stiefvater verlässt morgens vor dem Erwachen der Kinder das Haus und kehrt zum Abendessen erst wieder zurück. Seine berufliche Situation lässt nichts anderes zu.

Der leibliche Vater von Max übernimmt wenig Verantwortung, bzw. es ist auch nicht gewünscht, weil das verschiedene Konflikte zur Folge hätte.

Vieles gäbe es noch zu sagen, was die Befindlichkeiten der einzelnen Familienmitglieder anginge; aber das sprengt den zeitlichen Rahmen des Kapitels. Wir fokussieren jetzt von daher nur auf die Verfassung von Max:

Die innerpsychische Dynamik des Kindes

Er hat schulische Probleme; er lässt es an Leistungsbereitschaft vermissen; er wird von den Lehrern als aufsässig erlebt. Er lässt sich von ihnen nichts sagen. Er hat das Gefühl, dass die Erwachsenen keine Zeit für ihn haben, dass sein kleiner Bruder im Mittelpunkt steht. Alles in der Familie muss immer schnell, unter Druck und reibungslos geschehen. Es gibt wenig Ruhe. Mit seinem Stiefvater hat er andauernde und teils heftige Streitereien. Er lässt sich von ihm nichts sagen. Die Kindesmutter steht dem ratlos gegenüber.

Schon früh wurde sein Talent für das Singen erkannt und gefördert. Max hat Freude am Singen. Nur im Gesangsunterricht verhält er sich nach Ansicht der Erwachsenen so, wie er sich verhalten ,sollte'. Es ist der einzige Ruhepunkt für den Jungen in der Woche. Hier kann er auch mal – wie sein Bruder zu Hause – im Mittelpunkt stehen. Im Gegensatz zur Schule hat er im Gesangsunterricht zahlreiche Erfolgserlebnisse. Er erhält hier Bestätigung und Befriedigung. Er achtet darauf, dass er den Gesangsunterricht nicht verpasst. Sein Gesangslehrer ist für ihn ein Vorbild.

Beziehungsdynamik

Der Gesangsunterricht stellt für Max einerseits eine Quelle für Erfolgserlebnisse und Bestätigung dar, die er in der Schule nicht erhält. Im Gesangsunterricht hat er einen erwachsenen Menschen nur für sich. Er erhält Einzelzuwendung, er steht im Mittelpunkt. Dass der Gesangslehrer ein Mann ist, ist auch gut für ihn, weil er auf diese Weise eine positive, männliche Identifikationsfigur hat. Sein Vater und sein Stiefvater machen sich wie erwähnt rar. In der Schule hat er keine männlichen Lehrer.

Da der Gesangsunterricht für Max – obwohl es sich eigentlich um eine Leistungssituation handelt – mit großer Freude verbunden ist, stellt er einen Ausgleich zu den Konflikten in der Schule, mit dem Stiefvater und nicht zuletzt mit seiner Mutter dar, die mit mehr oder minder großem Erfolg auf ihn Einfluss zu nehmen versucht. Gesangsunterricht stellt in der Familie von Max ein Lösungsversuch für innerfamiliäre Konfliktlagen dar. Er trägt in einem bestimmten Maße zum Abbau innerfamiliärer Spannungen bei. Gäbe es den Gesangsunterricht nicht, wären die Konflikte mit Max wesentlich heftiger. Der Gesangsunterricht hat für ihn sowohl eine seelisch unterstützende Funktion als auch eine Ventilfunktion.

Die menschliche Stimme ist eine sehr feine, ausdrucksstarke Möglichkeit, miteinander in Kontakt und Beziehung zu treten. Über akustische Schwingungen werden prinzipiell seelische ‚Schwingungen' ausgelöst. Sowohl eine unmittelbare Kontaktsituation als auch die menschliche Beziehung werden über gesanglichen Kontakt intimer und persönlicher. Gesang ermöglichte Max eine besondere Form nonverbaler Intimität, die er in seiner Familie nicht erfuhr – Intimität muss hier als Berührung der Seelen verstanden werden. Stimmliche Schwingungen haben darüber hinaus zu einer seelischen Harmonisierung geführt (‚Heilung durch Klang'). Max fühlte sich nach dem Singen sowohl lebendiger als auch entspannter, insgesamt besser. Hier erkennen wir, dass das Singen auch eine körperlich-physische Wirkung haben kann: das Körpererleben ist bereichert – angereichert mit guten Empfindungen, so dass der Gesangsunterricht gewissermaßen eine körpertherapeutische Komponente beinhaltet.

Fallbeispiel 2:
Der Gesangsunterricht als Anspruch einer Kindesmutter, die damit eigene Bedürfnisse (Ansprüche) verfolgt und dabei ihren Sohn aus dem Blick verliert

Das zweite Beispiel zeigt eine ‚missglückte' Berücksichtigung des Kinder-Selbst.

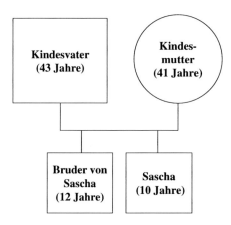

Abb. 2: Gesangsunterricht als ‚mißglückte' Lösung eines Familienkonfliktes

Die Lebenssituation und das Familiensystem

Ein 10-jähriger Junge – nennen wir ihn Sascha – lebt in einer Familie, zusammen mit seinem zwei Jahre älteren Bruder, Andreas, und seinen beiden Eltern. Die Mutter ist ambitionierte Amateur-Chorsängerin und stellt sich vor, dass ihre Leidenschaft von ihren Kindern, insbesondere ihrem jüngsten Sohn geteilt werden müsste. Die Mutter konnte eigene Karrierewünsche in Bezug auf das Singen trotz Talent nicht realisieren, weil der eigene Vater, der Großvater von Sascha, für ihre Berufswahl andere Ziele vorgesehen hatte und seiner Tochter den Berufsweg vorschrieb: sie wurde dann Krankenschwester. Es ist deutlich, dass hier bei der Mutter deutlich ein persönliches, unerfülltes

Motiv vorliegt. Eigene Sehnsüchte blieben unbefriedigt.

Um die gesanglichen Fähigkeiten ihrer Kinder zu fördern, schickt sie beide zum Gesangsunterricht. Während der ältere Sohn den Unterricht dankbar annimmt, ist es für den jüngeren Sohn eine Belastung und bringt ihm überhaupt keine Freude. Sascha weigert sich häufig, zum Unterricht zu gehen, was Konflikte mit der Mutter zur Folge hat. Schließlich fügt er sich immer wieder, weil die Mutter ihn sonst mit Liebesentzug bestraft, indem sie ihm emotional-dramatisch ihre Enttäuschung deutlich macht. Die Mutter hätte es aber lieber, wenn er ohne zu Murren zum Gesangsunterricht ginge, wenn das alles endlich mal ohne so viel Streit und Gezeter abginge.

Die Mutter von Sascha und Andreas hat starke Konflikte auf der Paarebene mit dem Kindesvater. Es gibt andauernde Streitereien um die Frage der Organisation von Familie und Berufstätigkeit der Mutter drehen – wer von den Eltern wie viel Zeit in die Erziehung der Kinder und in die Familie investiert.

Die innerpsychische Dynamik des Kindes

Sascha hat keine Freude an der musikalischen Förderung im Bereich des Gesanges, weil er spürt, dass gerade dort nicht seine Fähigkeiten und Talente liegen. Er erlebt diese Förderung als Forderung und Zumutung. Er hat während der Gesangsstunden aus seinem Erleben heraus keinerlei Erfolgserlebnisse, so dass er auf dem Weg von Erfolgserlebnissen keine Freude daran entwickeln kann. Der künstlerisch-musische Bereich erscheint sowieso eher nicht den ihm gegebenen Neigungen zu entsprechen, so dass es ihn auch nicht von sich aus dorthin zieht. Sie würden eher im sportlichen oder praktischen Bereich liegen. Das wird von Saschas Mutter konsequent übersehen. Der Junge spürt, dass es sich dabei mehr um ein Bedürfnis der Mutter als um sein eigenes handelt. Es handelt sich auch nicht um eines seiner Talente oder seiner Neigungen. Schließlich ist der Grund dafür, dass seine Mutter ihn zum Gesangsunterricht schickt der, dass sie in seinen gesanglichen Fähigkeiten ein Defizit zu erkennen glaubt, dass sie ausgleichen möchte. Es ist gerade so, als würde sie ihren Sohn zur Nachhilfe schicken ... und welches Kind geht schon gerne freiwillig zur Nachhilfe.

Die Beziehungsdynamik

Saschas Mutter ist der Ansicht, dass sie ihrem Sohn etwas Gutes tut, indem sie ihm die Möglichkeit zum Gesangsunterricht gibt. Sie versteht überhaupt nicht, dass der Junge dazu keine Lust hat. Sie hält das für Faulheit, mangelnde Leistungsbereitschaft und Bequemlichkeit.

Saschas Vater hält sich aus diesem Konflikt heraus, weil er den Bereich der Erziehung aus beziehungsstrategischen Gründen ganz seiner Frau überlässt. Würde er seinen Sohn schützen, hätte er einen weiteren, zusätzlichen Konfliktpunkt mit seiner Frau. Sascha fügt sich wegen der ständigen Streitereien mit seiner Mutter immer wieder in ihre Ansprüche, weil er weiß, dass er für seine Widersetzlichkeit mit Liebesentzug und Schuldgefühlen bestraft wird. Das sieht dann z.B. so aus, dass die Mutter Sascha deutlich macht, wie sehr sie darunter leidet und wie schlecht es ihr damit geht, dass er sich nicht in ihre Wünsche widerstandslos fügt. Damit setzt sie den Jungen erheblich unter Druck, so dass er sich schlecht fühlt. Handelt er so, wie es ihm entspräche, d.h. er verhält sich gemäß seinem Kinder-Selbst, dann muss er es hinterher mit Schuldgefühlen ‚bezahlen'. Fügt er sich, d.h. er verhält sich gemäß dem Erwachsenenwillen, dann ärgert er sich darüber zum Gesangsunterricht gehen zu müssen und vermeidet die zu erwartenden Schuldgefühle. Letzteres ist das ihn motivierende Element: denn es ist durchaus auch angenehm, wenn der zu erwartende ‚Schmerz' ausbliebt! Kinder sind ihren Eltern oft ausgeliefert. Sascha befindet sich in einem Dilemma, aus dem er nicht entrinnen kann!

Dass es sich hierbei für den Jungen um eine Zwangssituation handelt, muss übrigens für die/den Gesangslehrer/in nicht unbedingt erkennbar sein. Der Gesangslehrer könnte Saschas Unlust und Unmotiviertheit sich selber, z.B. seinen pädagogischen Fähigkeiten zuschreiben. Aber darüber wissen wir nichts Genaues.

Abschließende Überlegungen

Aus psychologischer Sicht kann Gesangsunterricht von Kindern oder Jugendlichen aus mehreren Perspektiven betrachtet werden, insbesondere:

- die psychologischen Aspekte des pädagogischen Prozesses und das Beziehungsgeschehen zwischen Gesangsschüler und Gesangslehrer, (Abb. 3)

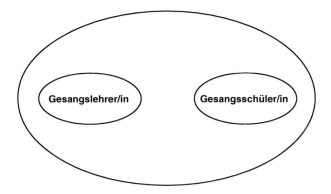

Abb. 3: Dynamisches, psychologisches ‚Feld' der Dyade von Gesangsschüler und Gesangslehrer

- die Bedeutung des Gesangsunterrichtes für die Familiendynamik und die innerpsychische Dynamik (Psychodynamik) beim Kind oder Jugendlichen. (Abb. 4)

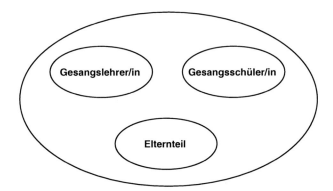

Abb. 4: Dynamisches, psychologisches ‚Feld' der Triade von Gesangsschüler, Gesangslehrer und Elternteil

Ich habe hauptsächlich die letzteren beiden Blickwinkel eingenommen. Ich hoffe, dass deutlich wurde, wie komplex und verwoben die Beziehungsprozesse schon in den beiden relativ einfachen Beispielen gestrickt sind. Zahlreiche andere Beziehungskonstellationen sind sicherlich denkbar. Wir haben heute nur eine sehr kleine Auswahl kennen gelernt.

Die Fallbeispiele werfen Schlaglichter auf das Ineinandergreifen von elterlicher und kindlicher Psychodynamik im Rahmen einer übergeordneten Familien- und Beziehungsdynamik.

Gesangslehrer treffen auf Eltern und deren Kinder, d.h. auf Familien, die sich in einer bestimmten Lebens- bzw. Familiensituation an sie wenden. Eltern und deren Kinder tragen ihren gesamten persönlichen und familiären Hintergrund in den Gesangsunterricht hinein. Er ist Teil des gesamten ‚psychologischen Feldes' zu einem Zeitpunkt, dass dann je energetisch und dynamisch wirkt. Psychologisch kann man Gesangsunterricht bei Kindern und Jugendlichen nicht isoliert betrachten. Wie die Kinder oder Jugendlichen sich im Gesangsunterricht verhalten und was sie dort empfinden, hat nicht allein etwas mit der pädagogischen Situation des Unterrichts zu tun. Vielmehr sind sie zu einem sehr großen Teil ein Ergebnis des persönlichen und familiären Problem- und Konflikthintergrundes. Damit erzähle ich Ihnen wahrscheinlich nichts grundsätzlich Neues. Die psychischen Verfassungen von Eltern und Kindern wirken in einem gemeinsamen Beziehungsgeschehen zusammen und bringen ein gemeinsames ‚Produkt' hervor, mit dem eine Gesangslehrerin / ein Gesangslehrer dann in Berührung kommt.

Grundsätzlich ist es für einen Gesangslehrer hilfreich, u.a. die folgenden Fragen nicht aus den Augen zu verlieren:

- Mit welchen Befindlichkeiten und inneren ‚Voreinstellungen' kommen die Kinder oder Jugendlichen in den Unterricht?

- Welche Funktion hat Gesangsunterricht in der Beziehungsdynamik einer bestimmten Familie? Was bedeutet er für die einzelnen Eltern? Was für das Kind? Wem ist mit dem Gesangsunterricht gedient?

- Stellt der Gesangsunterricht vielleicht eine familiäre Konfliktlösungsstrategie dar?

- Wo liegt das Motiv für den Gesangsunterricht des Kindes? Mehr bei den Eltern oder mehr beim Kind? Wie sieht dieses Motiv genau aus? Woher stammt es?

- Wie sind die Kinder zur Unterrichtsstunde gekommen? Gab es im Vorfeld eventuell Konflikte?

- Sind die Kinder oder Jugendlichen unlustig oder unmotiviert? Wie kommt das?

- Welche Verantwortung habe ich als Musikpädagoge gegenüber dem jeweiligen Kind?

Diese Fragen können Ihnen helfen, Zusammenhänge und dynamische Prozesse im familiären Hintergrund besser zu erkennen und das Spannungsfeld von Kinder-Selbst und Erwachsenenwillen genauer zu verstehen.

Gesundheitsrisiken und Gesunderhaltung der Pädagogenstimme

BERIT SCHNEIDER-STICKLER

Lehrer stehen seit Jahren im Mittelpunkt des medizinischen und wissenschaftlichen Interesses, nicht nur wegen der Zunahme psychosomatischer Beschwerden und steigender Burnout-Zahlen, sondern auch wegen zunehmender beruflich bedingter Stimmstörungen. Die Berufsdysphonie, auch ursprünglich „Lehrerkrankheit" genannt, beschreibt eine erworbene Stimmerkrankung aufgrund beruflich bedingter Überlastung.

Entsprechend der Einteilung von Koufman et al.[1] und Stemple et al.[2] gehört die Gruppe der Lehrer hinter den Hochleistungs-Stimmberufen (Sänger, Schauspieler) zur Gruppe der Berufssprecher mit deutlich erhöhtem Risiko für die Entstehung einer Berufsdysphonie, die in individuellen Fällen sogar eine Berufsunfähigkeit mit der Notwendigkeit des Berufswechsels bewirken kann. Bereits moderate Belastungen können im Lehrberuf die stimmliche Leistungsfähigkeit beeinträchtigen. Die Berufsdysphonie aufgrund von Überlastung betrifft natürlich nicht nur Lehrer, sondern auch andere Sprechberufe wie z.B. ErzieherInnen, SchauspielerInnen, PfarrerInnen, auch PolitikerInnen sowie andere Berufe, bei denen größere stimmliche Leistungen verlangt werden. Stimmstörungen bei Pädagogen sind heute überwiegend funktioneller Natur, d.h. es finden sich keine primär organischen Veränderungen an den Stimmlippen. Der Anteil funktioneller Dysphonien als Ursache von Stimmstörungen wird zwischen 57, 6 % und 74,1 % angegeben [3], [4]. Als Folge können sekundär-organische Veränderungen an den Stimmlippen (z.B. Stimmlippenknötchen) entstehen.

Für die Entstehung funktioneller Dysphonien in Sprechberufen kommen verschiedene exogene und endogene Faktoren in Betracht. Zu den exogenen Faktoren zählen u.a. raumakustische und -klimatische Bedingungen, Lärmpegel in den Klassenräumen, Anzahl der Schüler pro Klasse, Arbeitszeiten und Anzahl der Berufsjahre. Eine hohe Geräuschkulisse im Klassenzimmer erfordert beispielsweise unphysiologisch lauten Stimmgebrauch, der bei Lehrern nicht selten zu vorzeitiger Stimmermüdung führt. Endogene Faktoren umfassen individuelle konstitutionelle Voraussetzungen, wie Atem-, Sprech- und Stimmtechnik, Stimmkonstitution und Leistungsfähigkeit des Stimmapparates, psychovegetative Faktoren und Stressbewältigungsstrategien. In eigenen Studien konnte insbesondere das Risiko der Entstehung einer Stimmstörung im Lehrberuf bei Vorliegen einer konstitutionell kleinen Stimme (konstitutionelle Hypofunktion) herausgearbeitet werden [5]. Die konstitutionelle Hypofunktion wird definiert als Einschränkung der stimmlichen Leistungs- und Steigerungsfähigkeit der Sing- und Sprechstimme mit maximalen Schalldruckpegelwerten <90 dB.

Pädagogen mit konstitutionell kleinen Stimmen sind stimmlich den in Klassen gemessenen Lärmpegeln bis zu 85 dB oft nicht gewachsen [6]. Die notwendige Intensitätssteigerung als auch der exzessive Stimmgebrauch führt nachweislich zu exzessiven mechanischen Stress im Gewebe der Stimmlippen. Im Bereich der stärksten mechanischen Beanspruchung des Stimmlippenepithels, bei Frauen zumeist im Bereich des Übergangs vom vorderen zum mittleren Drittel, bei Männern im mittleren Stimmlippenbereich treten Gewebsverletzungen auf, die zu Wundheilungsprozessen mit Umbauvorgängen in subepithelialen und epithelialen Schichten der Stimmlippe führen [7]. Bei chronischer Stimmüberlastung können die Gewebsschädigungen die Entstehung von phonationsassoziierten Stimmlippenveränderungen (z.B. Stimmlippenknötchen) begünstigen.

In Rahmen einer eigenen prospektiven Studie wurden 144 Pädagogikstudentinnen des ersten Semesters stimmlich untersucht. Die laryngostroboskopischen Befunde sind in Tabelle 1 dargestellt.

		Anzahl
Organische Stimm-lippenveränderungen (n=6)	Refluxlaryngitis	4
	Akute Laryngitis	2
Phonationsverdickungen (n=35)	Funktionelle Phonationsverdickungen	22
	Stimmlippenknötchen	13

Tab. 1: Laryngostroboskopische Befunde bei 144 stimmgesunden Pädagogikstudentinnen

Von diesen Probandinnen waren 46 Studentinnen nicht in der Lage, entweder laut singend oder rufend maximale Schalldruckpegel von >90 dB zu produzieren. In diesen Fällen musste das Vorliegen einer konstitutionellen Hypofunktion diagnostiziert werden. 18 dieser 46 Probandinnen wurden nachfolgend in umfassenden Felduntersuchungen, d.h. in ihrem beruflichen Umfeld untersucht. Auffälligstes Ergebnis war die bereits nach 45 min eintretende Erhöhung der indifferenten Sprechstimmlage als Zeichen stimmlicher Ermüdung im Vergleich zu 15 Probandinen mit normaler Stimmkonstitution (ohne Hypofunktion), siehe Abbildung 1. Während vor dem Unterricht und zu Unterrichtsbeginn (0) die Sprechstimmlagen in etwa gleichen Frequenzbereichen lagen, zeigte sich nach 15 min als Folge eines bekannten Warm-Up-Effekts eine leichte Stimmerhöhung in beiden Gruppen. Im weiteren Unterrichtsverlauf trat bei Probandinnen ohne Hypofunktion keine weitere Stimmerhöhung auf. Probandinnen mit einer konstitutionellen Hypofunktion zeigten dagegen im weiteren Unterrichtsverlauf eine stetige Zunahme der Stimmgrundfrequenz. Bei gleichbleibender Stimmintensität ist diese Stimmerhöhung als Hinweis für stimmliche Ermüdung zu werten.

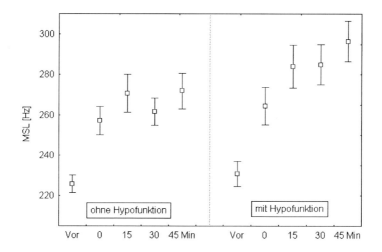

Abb. 1: Messung der Grundfrequenz vor dem Unterricht (vor), zu Beginn (0), 15 min , 30 min und 45 min nach Unterrichtsbeginn

In weiteren Studien konnte belegt werden, dass eine konstitutionelle Hypofunktion der Stimme durch intensive logopädische Stimmübungstherapie überwunden werden kann und keine Kontraindikation für einen stimm- und sprechintensiven Beruf darstellt [8].

Es sollte zukünftiges Ziel sein, Konzepte für die systematische Erfassung stimmlicher Risikofaktoren, wie. z.b. die konstitutionelle Hypofunktion, bei zukünftigen Pädagogen zu erstellen. Jeder zukünftige Lehrer sollte die Möglichkeit haben, seine Stimme untersuchen zu lassen, um spätere Stimmstörungen im Beruf zu vermeiden.

Generell gilt es, stimmliche Risikofaktoren möglichst frühzeitig zu erkennen, Kenntnisse über Stimmhygiene zu vermitteln und zu vertiefen und stimmlichem Missbrauch vorzubeugen, um der Entstehung beruflich bedingter Stimmstörungen entgegenzuwirken.

Literaturangaben

[1] Koufman J et al.: Voice disorders, The Otorhinolaryngologic Clinics of North America. Saunders, Philadelphia, 1991:985-988.

[2] Stemple JC et al. : Clinical voice pathology. Theory and management. Singular Publishing Group, San Diego 1993

[3] Routsalainen J et al: Systematic review of the treatment of functional dysphonias and prevention of voice disorders. Otolaryngol Head Neck Surg 2008

[4] www.ccall.de

[5] Schneider B, Enne R, Cecon M, Diendorfer-Radner G, Wittels P, Bigenzahn W, Johannes B. Effects of vocal constitution and autonomic stress-related reactivity on vocal endurance in female student teachers. J Voice. 2006 Jun;20(2):242-50. Epub 2005 Aug 10.

[6] Schönwälder HG, Berndt J, Ströver F, Tiesler G Bundesanstalt für Arbeitsschutz und Arbeitsmedizin (Projekt F 1409)

[7]   Johns MM. Update on the etiology, diagnosis, and treatment of vocal fold nodules, polyps, and cysts. Curr Opin Otolaryngol Head Neck Surg. 2003 Dec;11(6):456-61.

[8]   Schneider B, Bigenzahn W. How we do it: voice therapy to improve vocal constitution and endurance in female student teachers. Clin Otolaryngol. 2005 Feb;30(1):66-71.

Therapie und Rehabilitation der Pädagogen-Stimme Hintergründe und Betrachtungsweisen

PIET KOOIJMAN UND TINKA THEDE

Einleitung

Die Behandlung von Stimmstörungen, aber auch präventives Training von Stimmen hat eine lange Vorgeschichte. So schrieb Guttmann bereits 1861 ein Buch über die „Gymnastik der Stimme", in welchem er Empfehlungen und Übungen beschreibt, die Stimme zu trainieren [7]. Die Betrachtung der Behandlung von Stimmstörungen und insbesondere von Stimmstörungen bei Lehrkräften ist im Laufe der Jahre erweitert und vertieft worden. Bei Sprechberufen muss man in erster Instanz Rücksicht nehmen auf:

- eine größere (als normalerweise übliche) quantitative Stimmbelastung: Menschen mit Sprechberufen sprechen ungefähr dreimal so viel wie andere Berufsgruppen. Auch wird mit einer höheren Intensität gesprochen [2].

- eine höhere qualitative Erwartung: Berufssprecher müssen nicht nur lauter, sondern auch mit mehr Intonation (Akzent, Betonung) sprechen, um überzeugend zu sein; mit der Didaktik spielen können, um Emotionen zu erwecken; etc.

  Vom physiologischen Standpunkt bedeutet dies, oftmals mit höherer und stark variierender Muskelspannung zu sprechen. Hierdurch kann schnell Stimmermüdung eintreten. Der professionelle Stimmbenutzer möchte meistens mit und durch seine Stimme ein bestimmtes Ziel erreichen. Dies kann eine gewisse mentale Spannung mit sich bringen. Man muss die Klasse, den Schüler überzeugen, das Interesse der Schüler für den Lehrstoff wecken, das Publikum entzücken, etc. Diese Form von mentalem Stress kann in manchen Fällen ungünstige physiologische

Effekte haben: einen trockenen Mund, hohes thorakales Atem-
muster, allgemeine Erhöhung des Muskeltonus, etc.

Individuelle Charakteristiken spielen eine deutliche Rolle: Manche Stimmen zeigen sich belastbarer als andere. Es gibt Patienten, die die Neigung haben, Stimmprobleme schon bei gering-
ster Anspannung zu entwickeln, obwohl keine evident abweichende Stimmtechnik eingesetzt wird [17].

- eine ungünstige Umgebung: Vilkman behauptet, dass Stimmgebrauch an und für sich schon ein Basisrisiko für Stimmprobleme darstellt. Allerdings haben auch rauchige Räume, staubige
  (Theater-) Luft, zu warme oder zu kalte Temperaturen, Anwesenheit von irritierenden Gasen oder Dämpfen (Rauch, Chlor in
  Schwimmbädern) einen negativen Einfluss auf die Stimme. Um-
  gebungslärm ist ein weiterer wichtiger Risikofaktor: Die Stimmintensität steigt signifikant an, wenn das Niveau des Umgebungslärms zunimmt [3,8]. In Kindergärten liegt das Niveau
  des Umgebungslärms oft zwischen 70 – 80 dB (A). Unzuläng-
  liche Saalakustik [14] und der Feuchtigkeitsgrad der Luft, oftmals durch Aircondition geregelt [16], können einen nachtei-
  ligen Effekt haben. Vielen Sprechberufen (Schauspieler, Lehrkräfte) werden diese Dinge mit evident nachteiligem Effekt zum
  Verhängnis.

Um diesen Faktoren einigermaßen Widerstand bieten zu können, ist
Stimmtraining notwendig. Die Notwendigkeit, um die Stimmen der
Lehramtsstudenten zu trainieren, wird von vielen Fachleuten bestätigt. Es stellt sich jedoch heraus, dass solchem Stimmtraining nur
sporadisch Beachtung geschenkt wird.

Eine Studie unserer Abteilung in 2005 zeigt, dass Lehramtsstudierende, die während der Studienzeit Stimmprobleme haben, ein neun-
fach größeres Risiko haben, während der Berufsausübung (wieder)
Stimmprobleme zu bekommen. Berufsanfänger im Lehramt berichteten häufiger von Stimmbeschwerden als Lehramtsstudierende; ein
Zeichen dafür, dass die Vorbereitung von unzureichender Qualität
war. Aus der gesamten Studiengruppe der Lehrer gaben 58% an,
dass sie während ihrer Karriere eine Periode von Stimmbeschwerden
erfahren haben. Eine groß angelegte Studie der Universität Leipzig

zeigte, dass 40% der Lehramtsstudierenden bereits Stimmprobleme entwickelt hatten. Ungefähr 15% hiervon mussten sich einer phoniatrischen und logopädischen Untersuchung und Behandlung unterziehen [6].

Wenn wir die Risikofaktoren näher betrachten, die Lehramtsstudierende und Lehrkräfte erfahren, wird ein deutlicher Unterschied sichtbar: Der Berufsanfänger erfährt Stress, hohen Arbeitsdruck, die Zusammensetzung und die Größe der Gruppen sowie eine allgemeine Verschlechterung der Kondition als Risiko für die Stimme [11]. Dies steht im Gegensatz zu Lehramtsstudierenden. Lehramtsstudierende waren stärker als Berufsanfänger der Meinung, dass reizende Stoffe und die Luftfeuchtigkeit negativen Einfluss auf die Stimme haben.

Lehramtsstudierende fanden die Beachtung des Themas Stimme während der Ausbildung befriedigend, Lehrkräfte dagegen mangelhaft. Von den Lehrkräften und Lehramtsstudierenden mit Stimmbeschwerden suchten 30% professionelle Hilfe.

Dass Berufsanfänger am Anfang ihrer Karriere von mehr Stimmbeschwerden berichteten als zum Ende, zeigt die Notwendigkeit adäquater Präventionsprogramme für zukünftige Lehrkräfte. Außerdem sollten speziell Berufsanfängern mehr auf ihre Stimme achten.

Einflüsse auf die Stimme und Stimmtherapie

Im Allgemeinen kann man sagen, dass es mehrere Facetten gibt, die auf eine gute Stimmproduktion Einfluss ausüben. Die erste (Patienten-)Gruppe hat unmittelbar mit Stimm-(Technik) zu tun. Hier muss man an Haltung, Atem, körperliche Spannung usw. denken. Diese Aspekte sollten auf jeden Fall beim Vorkommen und zur Vorbeugung von Stimmproblemen trainiert werden. In Abb. 1 werden die Einflusse auf die Stimme dargestellt.

Außer diesen stimmtechnischen Aspekten gibt es auch Faktoren, die nicht unmittelbar mit der Stimme in Zusammenhang gebracht werden. Sie können aber eine ebenso große, wenn nicht noch größere negative Rolle in der Stimmproduktion spielen. Diese Aspekte, in Abb. 2 erläutert, bedürfen absoluter Beachtung sowohl in der präventiven als auch in der therapeutischen Vorgehensweise.

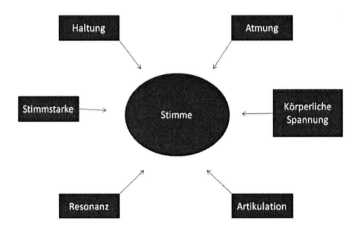

Abb. 1: Primäre Einflüsse auf die Stimmproduktion. [15(bearbeitet)]

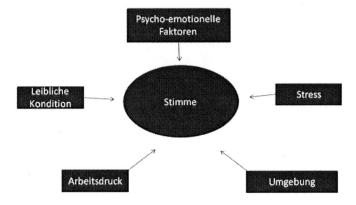

Abb. 2: Sekundäre Einflüsse auf die Stimmproduktion. [15(bearbeitet)]

Der Einfluss der Gesundheit und Kondition auf dieses ökonomische
System ist von großer Bedeutung. So werden sehr häufig Patienten
nach einer Herzoperation zur logopädischen Untersuchung überwie-
sen, weil die Stimme zu leise ist. Die Patienten sind kaum in der
Lage, sich auf den Beinen zu halten oder aber eine halbe Stunde einem Gespräch andächtig und konzentriert zu zuhören. Ist es dann

verwunderlich, dass die Stimmproduktion schwach und leise ist?

Es sollte auch deutlich sein, dass kleine Haltungsabweichungen (organisch oder habituell) einen direkten Einfluss ausüben auf den Stand der Wirbelsäule, den Nacken und dadurch wieder auf die Position und die Spannungsunterschiede im laryngealen Gebiet [10]. Im Prinzip werden im Nacken alle Haltungsabweichungen des Körpers korrigiert. Dies sorgt für Asymmetrie in der Position und der Spannung des Larynx.

Ohne Beachtung dieser Faktoren wird sich die Stimme nie gut und dauerhaft ändern lassen. Das bedeutet, dass wir uns nicht nur der Technik zuwenden sollten, sondern auch der physische Kondition, der Anpassung an die Umgebung und der Änderungen der psychoemotionellen Einstellung der Lehrer. Nicht nur das Zusammenspiel bestimmter Muskelgruppen ist für eine normale Stimme verantwortlich, sondern der Mensch in seiner Ganzheit. Physiologische, Umwelt-, emotionelle und psychologische Aspekte spielen dabei eine bedeutende Rolle. Die Stimme wird beeinflusst von Wechselwirkungen in komplexen Systemen.

Außer den Faktoren, die Einfluss auf die Entstehung von Stimmproblemen ausüben, sind auch Faktoren, die die Probleme aufrechterhalten, von großer Bedeutung. Bei Lehrkräften mit anhaltenden Stimmproblemen scheint sich eine psychologische Kaskade abzuspielen. Hier bleibt der Patient in der ersten Phase des Heilungsprozesses stecken. Die Lehrkraft sucht hierbei die Probleme größtenteils außerhalb von sich selbst: Die Schulleitung, der Stundenplan, die lärmende Klasse sind die Ursache des Problems. Coping-Strategien spielen eine entscheidende Rolle in diesem Mechanismus [9]. Die Lehrkraft hat zu wenig Einsicht in ihr eigenes Funktionieren und weiß nicht, wie man mit dem Problem umgehen soll. Die Schlussfolgerung dieser Studie zeigt die Notwendigkeit einer multidisziplinären Vorgehensweise von Diagnostik, Behandlung und Prävention von Stimmproblemen bei Lehrkräften auf. Mehr als es schon jetzt der Fall ist, sollte diese komplexe Materie aus einem breiteren Winkel betrachtet werden.

Die gestörte Stimme

Wenn wir einer heiseren Stimme zuhören, ist es zu einfach zu behaupten, dass wir es mit inadäquater Stimmtechnik zu tun haben. Heiserkeit ist nur ein Symptom, passend zu inadäquater Stimmtechnik, aber auch zu organischen Abweichungen (Lähmungen, Atemwegsproblemen etc.).

„Manchmal liegen einfach funktionelle Stimmstörungen vor, die durch ungünstige Stimmtechniken bedingt sind. Besonders dann, wenn die Stimme viel gefordert wird. Unbehandelt kann es aber auch zu sekundär organischen Veränderungen kommen. Manchmal allerdings liegt eine organische Fehlbildung vor, die man durch die beste Behandlung nicht ausgleichen kann." [6] Inadäquate Stimmtechnik kommt sowohl primär als auch sekundär (kompensatorisch) vor und hat Konsequenzen für die Therapie – sowohl für den Inhalt als auch für die Form. Schon während der Diagnostik sollten günstige und hemmende Faktoren für die Prognose erkannt und benannt werden.

Einer Therapie vorangehend ist gute Diagnostik darum äußerst wichtig. Nur dann können realisierbare Ziele aufgestellt werden. Bei primär funktionellen Stimmstörungen besteht das Hauptproblem aus technischen Fehlern, besonders in der Form von übermäßiger Spannung. Aber auch bei primär organischen Stimmstörungen spielen fast immer auch technische Fehler eine Rolle.

Im Rahmen dieses Artikels ist es wichtig, die Begrifflichkeit einzugrenzen. Wenn wir über gestörte Stimmen von Lehrkräften sprechen, geht es um Störungen der stimmlichen Leistungsfähigkeit und des Stimmklangs. Diese sind nachweislich nicht durch organische Schädigungen und Veränderungen, der an der Stimmbildung beteiligten Organgruppen, einschließlich der Steuerung durch das Zentralnervensystem, entstanden.

Stimmtherapie

Allgemein

Stimmstörungen, und vor allem die funktionellen oder usogenen Stimmstörungen, werden in der klassischen Logopädie global mit

den folgenden vier Aspekten behandelt: Entspannung, Haltung oder
Körperbewusstsein, Atem und Training der Stimmqualität. Primär
usogene Stimmstörungen sind die Störungen, die mit logopädischem
stimmtechnischen Training behandelt werden können. Der Therapeut
kann aus einer großen Skala von Möglichkeiten wählen, variierend von
klassischen segmentalen Übungen bis hin zu Total- oder Globalthe-
rapien. Diese Einheiten können einzeln voneinander trainiert werden, wie im klassischen logopädischen Stimmtraining von u.a. Boone
üblich [1]. Man kann allerdings auch als zusammenhängendes Paket,
als ein dynamischer Stereotyp [12] vorgehen, um die Integration im
Phonationsprozess zu fördern.

Außer usogenen (funktionellen) Stimmstörungen sind es organische
Abweichungen, die eine zielgerichtete Vorgehensweise verlangen.
Kompensationstraining oder das Abgewöhnen von falschen Kompen-
sationen passen in diesen Rahmen.

Das Trainieren der Stimme ist eine Kunst. Man muss als Therapeut
zuerst an Hand einer gediegenen diagnostischen Prozedur herausfin-
den, ob die Stimmstörung primär usogen ist oder ob es sich um ein
organisches Leiden mit falscher Kompensation, die sich behandeln
lässt, handelt. Dann spielt die Stimmtherapie eine Rolle – ob das
gewählte Behandlungsprogramm beim Patienten anschlägt und/oder
durch diesen akzeptiert wird. Außer den stimmtechnischen Aspekten
spielen in vielen Therapien die musikalische Veranlagung, die auditive
Wahrnehmung (sowohl die Fremd- als auch Eigenwahrnehmung) und
der Mut des Patienten, sich laut zu produzieren, eine große Rolle.

Der Therapeut muss nicht nur technisch fähig sein, er muss auch
überzeugen, stimulieren und dem Patienten ‚über die Schwelle' helfen
können. Selbstvertrauen und das Gefühl, dass man sich auf seine
Stimme verlassen kann, sollte darum auch ein Ziel der Therapie sein.

Es muss eine Balance gefunden werden, zwischen dem gewünschten
Stimmprodukt und der Kraftanstrengung, die stattfindet. Von großer
Bedeutung für den Stimmerhalt des Sprechers ist die Fähigkeit, nach
Belastung den Stimmapparat in die Basisposition und damit auch die
Basisspannung zurückkehren zu lassen. „Das Ziel ist ein Körper, der
so organisiert ist, dass er sich mit einem Minimum an Anstrengung
und einem Maximum an Wirksamkeit bewegt, nicht durch muskuläre
Kraft, sondern durch gesteigerte Bewusstheit des Vorganges." [5]

Stimmtherapie bei Lehrkräften: spezifisch

Der Therapeut muss sich außerhalb der stimmtechnischen Dinge auch mit der Umgebung und der Person / der Persönlichkeit der Lehrkraft beschäftigen. Die Veränderungen der Stimme finden nicht nur innerhalb des Therapiezimmers statt, sondern müssen sich über die Grenzen der logopädischen Praxis bis hin zum Arbeitsplatz der Lehrkraft hinaus bewegen. Von großer Wichtigkeit ist hier nochmals die Prävention von Stimmstörungen durch systematische Aufklärung, Schulung und Beratung des Umfelds. Der Therapeut muss Einsicht bekommen in die Arbeitssituation der Lehrkraft: Wie ist die (Raum-)Akustik, wie hoch ist der Lärmpegel vor Ort? Gibt es viel Staub? Arbeitet die Lehrkraft noch mit Kreide oder mit einem Whiteboard etc...? Wie spricht der Lehrer im Klassenraum: Erhöht er seine Stimme? Wird im Klassenraum mit mehr (An-)Spannung gesprochen? Wie groß ist die Gruppe und wie ist die Zusammenstellung dieser: viele oder wenige Schüler, ruhig oder lebhaft?

So weit wie möglich sollte die Lehrkraft in Rücksprache mit dem Therapeuten danach suchen, welche Maßnahmen man ergreifen kann, um Dinge zu ändern / zu verbessern. Bestimmte Veränderungen können nur zusammen mit der Schulleitung realisiert werden. Der Therapeut sollte hier mit motivierenden Argumenten die Lehrkraft unterstützen.

In der didaktischen Vorgehensweise kann die Lehrkraft möglicherweise auch Veränderungen vornehmen, wodurch die Stimme weniger belastet wird. Um Aufmerksamkeit bitten, wird meistens mit der Stimme getan, jedoch auch das Klatschen in die Hände oder die Nutzung einer Pfeife sind gute Hilfsmittel. Wenn die Lehrkraft spricht, sollte sie durch ‚ausprobieren' erfahren, welcher Platz im Raum am günstigsten zum Stehen ist. Außerdem sollte darauf geachtet werden, dass die Lehrkraft so nah wie möglich bei den Schülern steht.

Noch gezielter zur Therapie von Lehrkräften geschaut, kann man behaupten, dass die Therapie auf vier Pfeilern beruht, denen wir unserer Aufmerksamkeit entgegen bringen sollten (siehe Abb. 3):

Die Einsicht:

In diesem Bereich müssen ein paar Dinge Revue passieren. Es ist für die Lehrkraft wichtig, das Funktionieren des Stimminstruments und die Faktoren, die Einfluss auf die Stimme haben können, zu kennen.

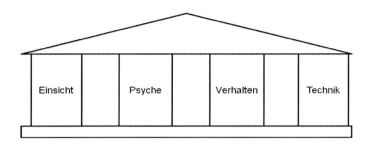

Abb. 3: Vier Zuwendungsgebiete der Stimmtherapie.

Diese Einsicht motiviert mehr, das Instrument zu pflegen und vor der Belastung ‚zu stimmen'.

Auch kann die Lehrkraft durch Beobachtungsschemata o.ä. analysieren, in welchen Momenten und durch welches Verhalten die Stimme mehr Beschwerden verursacht. Durch diese Analysen wird der Lehrkraft deutlich, an welchen Punkten sie (noch) arbeiten muss. Dinge, die mit viel Stimmbelastung einhergehen, die Art und Weise, in der sie spricht oder die Umgebung in der sie spricht. Auf Grund der Analyse kann eine Verhaltensänderung stattfinden. Durch diese Beobachtungen lernt die Lehrkraft auch die Grenzen ihrer Stimme kennen, weiß, wann sie die Stimme überlastet und welche Situationen sie ändern oder vermeiden sollte.

Die Psyche:

Patienten durchlaufen, wenn sie Probleme bekommen, einige Phasen im Genesungsprozess (Kaskademodel von Anderson in: [9]). Sie bekommen Beschwerden, suchen eventuell Hilfe, bekommen Einsicht in das Problem, ergeben sich dem Problem, d.h. akzeptieren es. Dann kann der Heilungsprozess beginnen. Beim Lösen von Problemen und beim Durchlaufen des Genesungsprozess spielen drei Arten von Coping (Fähigkeit, um mit Problemen umgehen zu können) eine große Rolle. Bei Lehrkräften mit Stimmproblemen scheint in dieser Fähigkeit oft eine Dysbalance zu bestehen [9]. Die drei Einheiten, in denen Lehrkräfte auffällig waren, sind:

Externalisierung:

Der Patient denkt, dass die Ursachen und Lösungen des Stimmproblems außerhalb von sich selbst gesucht werden müssen: Die Schulleitung hat Schuld, die Klasse ist zu lebhaft usw. Dies verhindert eine gute Besserung. Der Patient muss im Stande sein, sein Problem selber zu lösen. Erst dann ist eine dauerhafte Genesung möglich.

Erkenntnis:

Viele Patienten haben meistens nicht die geringste Ahnung, in welcher Phase sie sich innerhalb dieses Prozesses befinden. Nicht einmal unbewusst (39% einer Gruppe von Lehrkräften mit Stimmproblemen, [9]). Diese Mängel an Einsicht behindern die Genesung, weil der Patient nicht erkennt, welche Faktoren eine Rolle im Verlauf des Stimmproblems spielen und woran er arbeiten muss.

Balance:

Beim Lösen von Problemen muss eine Balance zwischen Flexibilität und dem Beibehalten gefunden werden, selber Probleme zu lösen und kooperativ zu arbeiten. 67% der Lehrkräfte mit Stimmstörungen haben eine Dysbalance zwischen den genannten Eigenschaften [9]. Dieses resultiert in inadäquatem Copingverhalten.

Zusammengefasst kann man sagen, dass Lehrkräfte ihre Coping-Strategien nicht auf richtige Art und Weise anwenden. Dies resultiert aus einer tiefwurzelnden Passivität und Abhängigkeit von Hilfeleistenden. Man muss innerhalb der Stimmtherapie bei Lehrkräften auf diese Dinge Rücksicht nehmen, dies im Auge zu behalten und darauf hinarbeiten, um überhaupt ein Resultat erwarten zu können.

Außer diesem Coping-Verhalten spielt natürlich auch die Persönlichkeit der Lehrkraft eine Rolle. Ist man als Mensch introvertiert, dann resultiert dies auch in einer zurückhaltenden Stimmproduktion. Neben der Stimmexpressivität sollte die Lehrkraft dann auch lernen, ‚mehr aus sich raus zu kommen‘.

Diese negativen Gedanken kann man z.B. mit der Rational Emotive Verhaltenstherapie [4] ändern. Nicht jeder Therapeut ist im Stande, diese Therapie zu geben, aber ein Therapeut sollte die Kapazität haben, einen Patienten zu motivieren und zum extrovertierten

Verhalten aufzufordern. Nicht nur stimmtechnische Verbesserungen sind notwendig, sondern auch positive Stimulanz, damit die Lehrkraft überzeugt wird, dass sie mit ihrer Stimme ihre beruflichen Anforderungen bewältigt.

Das Verhalten:

Die Lehrkraft muss lernen zu analysieren, was sie alles mit ihrer Stimme macht und kann. Wie viel redet sie; ist das wirklich notwendig? Hat die Lehrkraft nicht zu viel ‚um die Ohren'? Oft hat man neben seinem Beruf noch (stimm-)belastende Hobbys wie z.B.: Singen, Theater spielen oder Begleitung einer Sportgruppe. Ein anderer Punkt, dem Beachtung geschenkt werden sollte, ist das sogenannte ‚intakte' Verhalten: Raucht die Lehrkraft, trinkt sie (zu) viel Alkohol, wie ist es im Allgemeinen mit der Aufnahme von Wasser? Dies sind alles Faktoren, die einen negativen oder positiven Einfluss beim Vorsorgen oder Lösen des Problems haben können. Häufig vorkommende Probleme bei Sprachberuflern sind das Räuspern und harte Stimmeinsätze zu Beginn der Phonation.

Die Lehrkraft muss aus ihrer Analyse festlegen, welches Verhalten sie ändern muss, um das Stimmproblem zu lindern. Viele Aspekte sind Ursache oder erhalten die Stimmprobleme aufrecht, direkt oder indirekt. Man muss diese Elemente erläutern und Hinweise geben, so dass gewisse Sachen geändert werden können (z.B. Rauchen). Manche Aspekte sind so wichtig, dass ohne eine Änderung keine Stimmverbesserung zu erwarten ist. Wenn man durch Rauchen oder Alkoholmissbrauch seine Schleimhaut ständig reizt oder irritiert, kann man nicht erwarten, dass Übungen die Stimme verbessern.

Die Technik:

Der Art und Weise, wie die Lehrkraft ihre Stimme benutzt, muss viel Beachtung geschenkt werden. Spricht man zu laut, zu hoch, zu tief, mit viel Druck und Muskelspannung, flach/monoton, intonierend, schnell oder langsam? In der Therapie muss darum an einer entspannten, neutralen Lage der Tonhöhe gearbeitet werden. Auch das Vermögen des Durchdringens der Stimme muss verbessert werden. Hierdurch benötigt man weniger Kraft um den Klassenraum zu füllen und die Schüler zu erreichen. Die Stimme muss in der Lage sein, ermüdungsfrei, tragfähig – und dabei wohlklingend – einen langen Unterrichtstag ohne Beeinträchtigung zu bestehen. Für Lehrer ist es unbedingt wichtig zu lernen, die Stimme ohne Anstrengung in großen Räumen klingen zu lassen.

Schlussbemerkungen:

Ein Patient mit einer kleinen, nicht kräftigen Stimme kann mit einer Therapie eine gute Technik erlangen. Die Stimme kann besser klingen, aber sie bleibt noch immer klein und nicht kräftig. In diesem Fall sollte man eine elektronische Stimmverstärkung in Erwägung ziehen. Es ist jetzt noch nicht üblich hiermit zu arbeiten, aber es entlastet die Stimme enorm und Resultate aus unserer Praxis, aber auch aus internationaler Literatur, sind viel versprechend [13].

Obwohl wir manche technische Möglichkeiten zur Verbesserung der Stimme aufgezeigt haben, gibt es doch immer Stimmen, die man nicht richtig verbessern kann. Hier sollte man bedenken, dass eine heisere aber entspannte Stimme für die Lehrkraft weniger oder nicht schädlich ist. Eine klare aber gepresste Stimme schadet umso mehr. Im Falle einer organischen Stimmstörung ist es notwendig, der Lehrkraft entspanntes Sprechen beizubringen: das Ziel der Therapie ist nicht eine klare, sondern eine ökonomische Stimmproduktion. Wie schon gesagt, die Therapie sollte sich nicht auf technische Änderungen beschränken, sondern sollte eine ganzheitliche Veränderung anstreben. Neben dem bewussten Umgang mit der Stimme, sollte ein Patient nach der Therapie auch in der Lage sein, phonatorische Prozessabläufe reflektieren zu können.

Wichtig ist, dass der Lehrer begreifen muss, dass ER, und nicht der Therapeut, nicht die Schulleitung, nicht der Arzt für seine Probleme oder für deren Besserung verantwortlich ist.

Literaturangaben

[1]   Boone D R, McFarlane S C (2000) 6th Ed. The Voice and Voice Therapy. Boston: Allyn & Bacon

[2]   Buekers R Voice Performances in Relation to Demands & Capacity (PhD thesis), 1998.University of Maastricht, The Netherlands,

[3]   Dejonckere PH, Pépin F Study of the Lombard effect by measuring equivalent sound level. Folia Phoniatr Logop., 1983; 35(6):310-315.

[4]   Ellis A (1962) Reason and emotion in psychotherapy. New York: Lyle Stuart.

[5]   Feldenkrais M (1972) Awareness through Movement. New York: Harper & Row.

[6]   Fuchs M (2006) http://www.zv.uni-leipzig.de/service/presse/pressemeldungen.html?ifab_modus=detail&ifab_id=2473

[7]   Guttmann O (1861) Gymnastik der Stimme. Leipzig: Verlagsbuchhandlung von J.J. Weber.

[8]   Heusden E v., Plomp R, Pols LCW Effect of ambient noise on the vocal output and the preferred listening level of conversational speech. Appl Acoust 1979; 12: 31-43.

[9]   Jong FICRS de, Cornelis BE, Wuyts FL, Kooijman PGC, Schutte HK, Oudes MJ, Graamans K A psychological cascade model for persisting voice problems in teachers. Folia Phoniatr Logop., 2003; 55: 91-101.

[10]   Kooijman PGC, Jong FICRS de, Oudes MJ, Huinck W, Acht H van, Graamans K Muscular Tension and Body Posture in Teachers with persisting Voice Complaints. Folia Phoniatr Logop., 2005;57(3):134-147

[11]   Kooijman PGC, Jong FICRS de, Huinck W, R Donders, Graamans K, Schutte H.K. Risk Factors for Voice Problems in Teachers. Folia Phoniatr Logop., 2006;58(3):159-174.

[12]   Pahn J, Pahn E (2000) Die Nasalierungsmethode. Roggentin/Rostock: Verlag Matthias Oehmke.

[13]   Roy N, Weinrich B, Gray S D, Tanner K, Toledo S W, Dove H, Corbin-Lewis K, Stemple J C Voice amplification versus vocal hygiene instruction for teachers with voice disorders: A treatment outcomes study. J. Speech Lang Hear Res, 2002;45(4): 625-638.

[14] Sala E, Viljanen V Improvement of acoustic conditions for speech communication in classrooms. Appl Acoust., 1995; 45:81-91.

[15] Schott B , Brümmer M (2008):
http://download.zollernalbkreis.de/Amt43/Sport/Tagung/
Handouts/DieLehrerstimmeimSportunterricht.pdf

[16] Verdolini-Marston K, Titze I R, Sandage M (1994) Effect of hydration treatments of laryngeal nodules and polyps and related measures. J. Voice, 8(1),30-47.

[17] Vilkman E Occupational risk factors and voice disorders. Logop Phoniatr Vocol 1996;21:37-141.

Unterricht unter schwierigen akustischen Bedingungen
Einfluss der Raumakustik auf Stimme und Sprachwahrnehmung

Einleitung

Zahlreiche Studien belegen die Bedeutung guter akustischer Unterrichtsbedingungen für die Lernleistung von Kindern. Ein guter Überblick findet sich in [5]. Schwerpunkt bisheriger Studien ist die Veränderung der Verständlichkeit der Stimme des Lehrers durch unterschiedliche raumakustische oder elektroakustische Gegebenheiten des Unterrichtsraums. Die Produktion des Sprachsignals ist ebenfalls von den akustischen Bedingungen während des Unterrichts abhängig, jedoch existieren hierzu weitaus weniger Untersuchungen. In diesem Kapitel werden einige Grundlagen der Raumakustik vermittelt, die für das Verständnis der Wechselwirkung von Raumakustik und der Sprachwahrnehmung einerseits und der Stimmproduktion andererseits von Bedeutung sind. Im Anschluss wird der Einfluss des Raums auf das Hören und Verstehen von Sprache beschrieben und in einem weiteren Abschnitt der Raumeinfluss auf die Produktion der Stimme beim Sprechen und Singen. Als Beispiel für den Zusammenhang zwischen Stimmqualität und Raumakustik wird eine Studie zur Stimmqualität von Lehrern erläutert [9, 10, 11]. Eine Diskussion fasst den Beitrag zusammen und erläutert mögliche Konsequenzen für die Gestaltung von Unterrichtsräumen.

Grundlagen der Raumakustik

Die akustische Kommunikation kann als eine Übertragungskette vom Lehrer als Sender und Informationsquelle, dem Raum als Übertragungsmedium und dem Schüler als Empfänger und Interpret der In-

75

formation verstanden werden. Somit tragen alle drei Glieder zur erfolgreichen Übertragung der zu vermittelnden Lehrinhalte bei. Der Raum beeinflusst die Übertragung sowohl passiv, indem er den Schall vom Sender als gedämpfte Schallwelle überträgt, als auch aktiv, indem dem Sprachsignal des Lehrers weitere Komponenten, wie z.b. Raumreflexionen und Störschallkomponenten, hinzugefügt werden. Als Kenngrößen der Schalls sind im Schallfeld der Schalldruck p und die Schallschnelle v sowie die Schallgeschwindigkeit c von größter Bedeutung. Zusammen mit den Wirkungen der Raumgrenzen (Reflexion, Brechung, Streuung) erlauben sie die Beschreibung des Schallfelds bei einer gegebenen Anregung im Raum. Üblicherweise wird der Schalldruck als Schalldruckpegel L angegeben, da die dabei verwendete logarithmische Skala unserem Hörempfinden näher ist als die lineare Skala des Schalldrucks in Pascal (Pa). Bei gehörbezogenen Angaben wird der Schalldruckpegel oft auf die Hörschwelle von 20 mPa bezogen, mit dem frequenzabhängigen Hörvermögen des Menschen (Hörkurve) gewichtet [13] und dann mit der Einheit dB(A) angegeben. Neben der Ausbreitung und Wahrnehmung des Schalls ist auch die Abstrahlung von Bedeutung. Sie kann durch die frequenz- und ortsabhängige Richtcharakteristik beschrieben werden [7].

Für die Beschreibung der Akustik eines Raums gibt es eine große Anzahl von subjektiven und objektiven Maßen. Das wichtigste ist die Nachhallzeit, welche die Dauer ist, in der die Energie eines Schallsignals um 60 dB abfällt. Zeichnet man die Schallenergie an einem Ort im Raum während eines kurzen Schallereignisses, z.B. eines Knalls, auf, lässt sich ein Diagramm wie in Abbildung 1 darstellen.

Nach einer kurzen Zeit t=x/c, die der Schall für die Strecke x von der Schallquelle benötigt, erreicht der Direktschall das Mikrofon. Dann folgen die frühen Reflexionen, meist erste Umwege des Schalls über Decke, Boden und Wänden (typ. 5..50 ms). Im Anschluss folgt eine dichte Folge von späteren Reflexionen, der sog. Nachhallbereich. In ihm sammeln sich Mehrfachreflexionen, Streuanteile und lange Schallwege. Treten im Nachhallbereich einzelne Reflexionen hervor, können diese als Echo oder Resonanzen hörbar werden, was in den meisten Fällen die Kommunikation negativ beeinflusst.

In den meisten Fällen verläuft die Einhüllende der Reflexionen exponentiell abfallend, da der Schall bei jeder Reflexion sowie auf dem

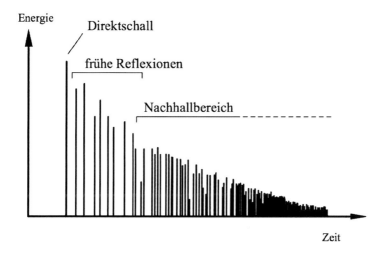

Abb. 1: Verlauf der Schalldruckenergie über der Zeit bei der Aufzeichnung eines Knalls [13]

Weg durch den Raum gedämpft wird. Oft wird für die Nachhallzeit nicht der gesamte Energieabfall ausgewertet, sondern der Abfall über z.B. 30 dB bei logarithmischer Darstellung linear extrapoliert. Man spricht dann von der Nachhallzeit T30. Eine genauere Analyse zeigt, dass die Nachhallzeit frequenzabhängig ist, daher wird sie oftmals nicht als Einzelzahl sondern für Frequenzbänder von 125 bis 5000 Hz angegeben. Nähere Informationen zu raumakustischen Maßen finden sich z.B. in [6]. Die Wirksamkeit von *Absorptions*materialien ist gleichermaßen frequenzabhängig und wird von Herstellern mit entsprechenden Tabellen charakterisiert.

Im Raum ergibt sich für einen Hörer in einem Abstand r von der Schallquelle ein Höreindruck, der von zwei unterschiedlichen Schallfeldtypen hervorgerufen wird. Zum einen ist dies der Schall, der den Hörer auf direktem Weg von der Schallquelle erreicht, der sog. *Direktschall*. Seine Intensität ist reziprok proportional zum Quadrat des Abstands zwischen Hörer und Schallquelle und direkt proportional zur Intensität des Quellschalls. Bei doppelt logarithmischer Auftragung des Schalldruckpegels über dem Abstand r ergibt sich ein linearer

Abfall (siehe Abbildung 2).

Die zweite Schallfeldart wird durch den *Diffusschall* hervorgerufen, der sich im Raum ausbildet, weil Schallenergie, die im Raum erzeugt wird, nicht sofort absorbiert wird, sondern von den Raumbegrenzungen zum Teil in den Raum zurückreflektiert wird und somit zu einem sog. stationären Schallfeld beiträgt. Der Pegel dieses Schallfelds hängt demnach vom Absorptionsgrad der Raumbegrenzungen sowie wiederum von der Intensität der Schallquelle ab. Bei hinreichend diffuser Verteilung der Schallausbreitung ist der Pegel dieses Schallfeldes als ortsunabhängig anzunehmen und somit nicht vom Abstand zwischen Schallquelle und Hörer abhängig. In Abbildung 2 sind beide Schallfeldtypen in ein Diagramm gezeichnet.

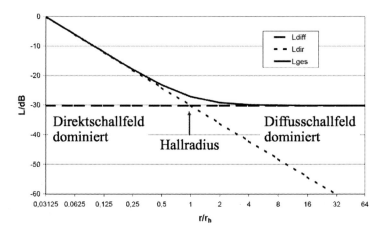

Abb. 2: Darstellung der Pegel von *Direktschall*feld und *Diffusschall*feld als Funktion des Abstands von der Schallquelle (normiert auf den Hallradius r_h) [nach 13]

Am Übergang zwischen beiden Schallfeldtypen ist im Gesamtschallpegel ein Knick im Verlauf zu erkennen, dessen korrespondierender Abstand als Hallradius r_h bezeichnet wird. Innerhalb dieses Abstands vom Sprecher/Sänger dominiert also das Direktschallfeld, und der Raumeinfluss ist geringer oder gar zu vernachlässigen. Bei deutlich größerem Abstand als r_h dominiert das Diffusschallfeld, und den Hörer erreicht ein geringer oder zu vernachlässigender Direktschallanteil. Da das Diffusschallfeld bei sinkender Absorption – also steigender Nachhallzeit – höher wird, verschiebt sich der Hallradius entsprechend zu kleineren Abständen, d.h. der Raumeinfluss steigt. Bei bekannter Raumgeometrie und Raumausstattung kann der Hallradius abgeschätzt werden.

Ein weiteres Maß für die Qualität der Sprachübertragung in einem Raum ist der sog. Sprachübertragungsindex (engl.: speech transmission index, STI). Dieser ist abgeleitet von psychoakustischen Maßen für das korrekte Hören von Silben bei einem Sprachverständlichkeitstest, dessen Ergebnisse zwischen völlig unverständlich (STI=0) und perfekt verständlich (STI=1) liegen können. Der STI wird allerdings rein elektroakustisch bestimmt, indem ein moduliertes Schallsignal, dessen Eigenschaften denen von Sprache nahe kommen, über einen Lautsprecher in einen Raum abgestrahlt und an einem angenommenen Hörerplatz mit einem Mikrofon aufgenommen und analysiert wird. Die Reduzierung der Modulation ist hier ein Maß für die Reduktion der Sprachverständlichkeit durch den Raumeinfluss.

Wunsch für die optimale Hör- und Sprechsituation in einem Raum ist nun die viel zitierte „gute Akustik". Was ist darunter zu verstehen? Kriterien für die Optimierung des Unterrichts in einem Raum sind die Qualität der akustischen Kommunikation in diesem Raum sowie eine geringe Belastung des Sprechers/Sängers während des Unterrichts. Hierfür sind die folgenden raumbezogenen Aspekte relevant:

- starker Direktschall

- starke frühe Reflexionen, aber

- keine Echos oder Resonanzen

- geringer Anteil des Diffusschallfelds

Diese Kriterien haben unterschiedliche Auswirkungen für Sprecher und Hörer, weswegen im Folgenden für diese beiden Gruppen differenziert wird.

Raumeinfluss beim Hören

Mehrere Studien berichten über den Einfluss der Raumakustik auf
die Leistung von Grundschulkindern. So konnte bei der Ausführung
mündlicher Anweisungen in zwei Klassenstufen und in jeweils zwei
akustisch unterschiedlich behandelten Räumen ein signifikanter Unterschied der Sprachverständlichkeit in den Räumen nachgewiesen
werden [5].

Es lassen sich verschiedene Ursachen für die Reduzierung der Sprachverständlichkeit finden. So führt die Erhöhung des Nachhalls zu einer
Verringerung der Modulation des Sprachsignals beim Hörer und somit
einem geringeren Sprachübertragungsindex. Weiterhin führt stärke-
rer Nachhall auch zu einer Erhöhung des Hintergrund-Schallpegels.
Dies gilt auch bei ruhigen Zuhörern und fehlendem Störschall von
außen, da Sprachschallkomponenten, die nach mehreren Reflexionen
beim Hörer ankommen, nicht mehr nützlich sondern schädlich für
das Sprachverständnis sind. Wegen der deshalb erschwerten Unter-
scheidung des gewünschten und unerwünschten Schalls ergibt sich
eine Verringerung der Aufmerksamkeit und der Konzentrationsfähig-
keit. Dies wiederum kann zum weiteren Hochschaukeln des *Diffusschall*feldpegels führen, was auch als Lombardeffekt bezeichnet wird.

Eine ganz andere Problematik ergibt die Erhöhung der *Absorption* im Raum. Zwar wird damit der Nachhall reduziert, doch zugleich werden auch die für das Sprachverstehen wichtigen frühen
Reflexionen des gewünschten Sprachschalls reduziert und somit die
Richtungsabhängigkeit der Sprachverständlichkeit bedeutsamer. Der
Grund hierfür ist die erhöhte Bedeutung des Direktschalls, der nicht
überall im Hörsaal bzw. Klassenzimmer optimal zum Hörer gelangt.
Als Folge nimmt die Anordnung der Sitze an Bedeutung zu, und einige Unterrichtsformen (zentrale Lehrerposition) sind deutlich schlech-
ter geeignet als andere (Frontalunterricht), da Schüler im Rücken des
Lehrers nur wenig Sprachschall des Lehrers erreicht. Als Konsequenz
ist die starke Bedämpfung des Raums keine akzeptable Lösung für
eine optimale Hörsituation in einem Klassenraum.

Die Anbringung von elektroakustischen Massnahmen zur Verstärkung des Sprachschalls entweder über ein portables System des Lehrers oder über Lautsprecheranordnungen im Klassenraum sind ver-

schiedentlich erprobt worden [1, 2] und an einigen Schulen im Einsatz, doch sollte diese Massnahme erst ergriffen werden, wenn die Optimierung der Raumakustik zu keinem befriedigendem Ergebnis führt, da der Aufwand und der Eingriff in den Unterrichtsablauf nicht zu unterschätzen sind.

Raumeinfluss beim Sprechen/Singen

Für den Sprecher bzw. Sänger ist der Einfluss des Nachhalls vielfältig und sowohl positiv als auch negativ. Zum einen erfordert ein erhöhter Nachhall eine deutlichere Artikulation und ein verringertes Sprachtempo. Wie beim Singen in halliger Umgebung – wie z.B. Kirchen – ist die sorgfältige Aussprache von Konsonanten für die Sprachverständlichkeit von großer Bedeutung. Da durch den Nachhall i.A. auch der Hintergrundschallpegel steigt (s.o.), erfordert ein erhöhter Nachhall auch eine Erhöhung der Stimmstärke. Bei schwachen oder bereits gestörten Stimmen kann diese zusätzliche Anforderung leicht zur Überlastung führen. Andererseits erhöht der Nachhall eines Raumes auch die Immersion des Sprechers bzw. Sängers in den Raum und gibt das Gefühl, die Stimme nicht isoliert sondern mit dem Raumklang zu produzieren. Es ergibt sich eine Leichtigkeit der Stimmproduktion, die bei geringem Störschallpegel eine geringere Stimmstärke möglich macht.

Die Erhöhung der Schallabsorption führt zu einer erhöhten Richtungsabhängig des Sprachverstehens und erfordert somit eine Orientierung des Sprechers/Sängers zum Hörer oder eine Erhöhung der Stimmstärke, um Hörer besser zu erreichen, die nicht vom Direktschall profitieren können.

Studie zur Stimmqualität von Lehrern

In der 2007/08 von A. Kamprolf durchgeführten Studie zur Stimmqualität von Lehrern wurden zwei Aspekte untersucht: die Prävalenz von Stimmstörungen bei Lehrern einer Aachener Schule und die Auswirkung der Raumakustik auf die Stimme von Berufssprechern. Die erste Studie wurden im Rahmen einer Bachelorarbeit an der Hoogeschool Zuyd in Heerlen [3] und die zweite am Universitätsklinikum

unter Beteiligung des Instituts für Technische Akustik (ITA) der RW-
TH Aachen durchgeführt [4]. Bei der zweiten Studie wurden zwei
Hypothesen untersucht, deren Testung im Folgenden erläutert wird.

Hypothese 1: „Die Stimme des Lehrers wird durch die Raumakustik
beeinflusst."

Zum Einen wird vermutet, dass eine ideale Raumakustik die Stimmgebung erleichtert, zum Anderen wird angenommen, dass eine schlech-
te Raumakustik die Stimme akut belastet.

Zur Prüfung der Hypothesen wurden vier von Grundriss und Ausstat-
tung her ähnliche Klassenzimmer einer Aachener Hauptschule hinsichtlich ihrer Geometrie und *Nachhallzeit* vermessen. Alle Räume
wiesen eine sehr vergleichbare Charakteristik der Nachhallzeiten auf,
die allesamt oberhalb der für Vortragsräume optimalen Werte von
0,5..1 Sekunden lagen (siehe Abbildung 1). Auch die Werte des
Sprachübertragungsindexes (STI) lagen mit 0,57..0,63 an der unte-
ren Grenze der noch guten Werte (gut: > 0,6..0,75). Mit freundli-
cher Unterstützung einer Bauakustik-Firma wurden nach Planung
des ITA zwei der Räume so modifiziert, dass die raumakustischen
Werte optimal sind. 25 Lehrerinnen und Lehrer der Schule erklärten
sich bereit, an den Studien teilzunehmen und ihren Stimmstatus lo-
gopädisch, phoniatrisch, akustisch und in Form eines Fragebogens
untersuchen zu lassen. Als Ergebnis der Voruntersuchung waren 80%
der Lehrerinnen und Lehrer in der phoniatrischen Untersuchung un-
auffällig jedoch nur ca. 30% bei der logopädischen und akustischen
Untersuchung. Details der Modifikationen und Untersuchungen finden sich in [11]. Von den phoniatrisch unauffälligen Probanden erklärten sich 11 Lehrerinnen und Lehrer bereit, an der Folgeuntersu-
chung teilzunehmen. In dieser wurden von den Probanden jeweils vor
und nach dem Unterricht in je einem akustisch unbehandelten und
einem optimierten Raum Signale angehaltener Vokale und ein Lese-
text in der Schulbibliothek mit Hilfe des OVALA-Systems [8] auf-
gezeichnet und die Grundtonhöhe, die Stimmstärke und die Stimmqualität analysiert. Statistisch signifikante Unterschiede der Stimmei-
genschaften nach dem Unterricht in den beiden Raumtypen konnten
bei der Stimmstärke, Tonhöhe und Irregularität festgestellt werden.
Eine höhere Variabilität der Grundtonhöhe in dem akustisch besseren Raum weist auf eine prosodischere Stimmnutzung hin. Auch die

Qualität der Stimme zeigte signifikante Unterschiede in beiden Raumtypen. Der gute Raum verbesserte die Stimmqualität hinsichtlich der Irregularität, wohingegen der schlechtere Raum die Irregularität ansteigen ließ.

Hypothese 2: „Lehrer ohne Stimmstörungen werden von dem externen Einfluss Raumakustik weniger beeinflusst als ihre stimmkranken Kollegen."

Für die Testung dieser Hypothese wurde derselbe Untersuchungsaufbau wie für die obige Hypothese verwendet. In die erste Gruppe wurden alle Lehrerinnen und Lehrer zugeordnet, die in keiner der Voruntersuchungen auffällig waren. In die zweite Gruppe wurden Personen zugeordnet, die in der Voruntersuchung als therapiebedürftig aber nicht stark stimmgestört eingestuft worden waren.

Die stimmgesunden Personen zeigten bei den Vergleichen der Stimmparameter keine oder nicht signifikante Unterschiede nach Unterricht in den beiden Raumtypen. Bereits beeinträchtigte Stimmen profitierten von der optimierten Raumakustik, denn sie zeigten vor und nach dem Unterricht in diesen Räumen keine oder nur geringe Verschlechterung der Stimmparameter. In den akustisch nicht optimierten Räumen hingegen verschlechterten sich die Stimmparameter signifikant.

Weitere Ergebnisse zu den obigen Untersuchungen finden sich in [11].

Diskussion

Die akustischen Eigenschaften von Unterrichtsräumen können sowohl auf die Wahrnehmung als auch auf die Produktion der Stimme von Lehrkräften erheblichen Einfluss haben. Eine Optimierung der raumakustischen Gegebenheiten kann in vielfältiger Weise die Unterrichtsbedingungen verbessern. Für das optimale Verständnis der Sprache sollte die Nachhallzeit auf niedrige Werten um 0,5 Sekunden eingestellt sein und der Sprachübertragungsindex bei Werten oberhalb von 0,6 liegen. Eine Überdämpfung des Raums ist jedoch zu vermeiden, um die Übertragung der Sprache in alle Bereiche des Raums für variable Unterrichtsformen zu ermöglichen.

Die in der Literatur berichtete hohe Prävalenz von Stimmstörungen bei Lehrkräften konnte auch durch unsere Studie belegt werden. Während die meisten Untersuchungen sich mit der Perzeption von Sprache in gestörter oder suboptimaler akustischer Umgebung befasst haben, wurde von uns die Auswirkung der Raumakustik auf die Stimmqualität näher untersucht. Die Raumakustik wirkte sich in unserer Untersuchung für stimmgesunde Lehrende weniger aus als für bereits stimmgestörte. Aufgrund der geringen Probandenzahl ist hier eine Verallgemeinerung jedoch schwierig.

Da die Notwendigkeit einer akustischen Optimierung in der untersuchten Schule sicherlich kein Einzelfall ist, kann davon ausgegangen werden, dass auch andere Ausbildungsstätten von solchen Maßnahmen profitieren würden. Beratungsangebote zur Optimierung von Unterrichtsräumen gibt es an Akustik-Instituten der Universitäten und Fachhochschulen, von Akustik-Ingenieurbüros und von Herstellern akustisch wirksamer Materialien zur Raumoptimierung.

Literaturangaben

[1] Jónsdottir V, Laukkanen A.-M, Siikki I (2003) Changes in teachers' voice quality during a working day with and without electric sound ampli?cation. Folia Phoniatr Logop 55:267-280

[2] Jónsdottir V, Rantala L, Laukkanen AM, Vilkman E (2001) Effects of sound ampli?cation on teachers' speech while teaching. Logoped Phoniatr Vocol 26:118-123

[3] Kamprolf A (2006) Prevalence of voice disorders in teachers of a secondary modern school in Aachen. Bachelorarbeit Hoogeschool Zuyd, Heerlen

[4] Kamprolf A (2008) Einfluss der Raumakustik auf die Berufssprecherstimme. Diplomarbeit Universitätsklinikum Aachen

[5] Klatte M et al. (2002) Akustik in Schulen: Könnt ihr denn nicht zuhören?! Einblicke 35, Oldenburg

[6] Kuttruff H (2004) Akustik. Hirzel, Stuttgart

[7]   Kob M (2002) Physical Modeling of the Singing Voice. Dissertation RWTH Aachen University. Logos, Berlin

[8]   Kob M, Krämer S, Neuschaefer-Rube Ch (2005) Ein System zur netzwerkbasierten Aufnahme, Analyse und Auswertung von Stimmsignalen. German Medical Science. 22. Jahrestagung der Deutschen Gesellschaft für Phoniatrie und Pädaudiologie, 24. Kongress der Union der Europäischen Phoniater

[9]   Kob M, Behler GK, Kamprolf A, Neuschaefer-Rube Ch, Goldschmidt O (2006) My voice does not work in this classroom - why? Lay Language paper related to the 4th ASA/ASJ Joint Meeting Honolulu,
        URL: www.acoustics.org/press/152nd/kob.html

[10]   Kob M, Behler G, Kamprolf A, Neuschaefer-Rube Ch, Goldschmidt O (2006) Untersuchung des Raumeinflusses auf die Stimmgebung von Lehrern einer Aachener Hauptschule. 23. Wissenschaftliche Jahrestagung der Deutschen Gesellschaft für Phoniatrie und Pädaudiologie. Heidelberg (2006), In: Kruse E (Hrsg) S 1-6

[11]   Kob M, Behler G, Kamprolf, A, Goldschmidt O, Neuschaefer-Rube Ch (2008) Experimental investigations of the influence of room acoustics on the teacher's voice. Acoust, Sci, & Tech, 29:86-94

[12]   Vorländer M (2008) Skript zur Vorlesung „Technische Akustik II". Institut für Technische Akustik, RWTH Aachen University S. 60

[13]   Vorländer M (2008) Skript zur Praktikum „Akustische Messtechnik", Versuch 1: „Nachhallzeit, Absorptionsgrad und Schalleistung". Institut für Technische Akustik, RWTH Aachen University S. 24

[14]   Zwicker E, Fastl H (1999) Psychoacoustics: Facts and Models. Springer, Berlin

Singen zwischen Wunsch und Wirklichkeit
Musikpädagogische Stimmdiagnose in der allgemeinbildenden Schule

THOMAS GREUEL UND ULRICH HORST

Die Karikatur nach Hans Traxler (Abb. 1) macht auf ein Problem aufmerksam, das jeder kennt, der pädagogisch mit *Gruppen* zu tun hat. „Die Aufgabe", so heißt es da, ist für alle gleich: „Klettert auf

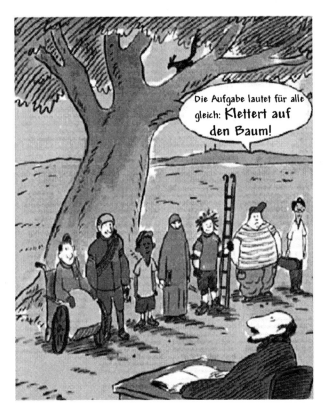

Abb. 1: Karikatur (nach Hans Traxler)

den Baum". Die Absurdität der Situation besteht darin, dass es eine *identische* Aufgabenstellung für alle Schüler einer Lerngruppe gibt, obwohl die *Voraussetzungen* zur Erfüllung dieser Aufgabenstellung, wie man leicht erkennen kann, höchst unterschiedlich sind. Manche Schüler haben gar kein Problem, die Aufgabe zu erfüllen, für andere hingegen ist sie schlicht unerfüllbar.

Fachlich ausgedrückt haben wir es hier mit dem Problem der *Heterogenität* von Lerngruppen zu tun. Und tatsächlich erweist sich nahezu jede Lerngruppe als heterogen im Hinblick auf die jeweiligen Lernvoraussetzungen. Das betrifft den Mathematikunterricht genauso wie den Sprachunterricht, und es betrifft selbstverständlich auch den Musikunterricht, innerhalb dessen Singen eine der zentralen Umgangsformen mit Musik darstellt.

Die pädagogisch-professionelle Antwort auf das Phänomen der Heterogenität von Lerngruppen heißt im Rahmen des üblichen Klassenunterrichts *„Innere Differenzierung"*. Demnach geht es eben nicht darum, mit identischen Einheitsaufgaben für alle zu arbeiten, sondern mit Aufgabenarrangements, die möglichst genau auf die Schüler und deren Lernvoraussetzungen zugeschnitten sind, auch wenn alle an einem gemeinsamen Gegenstand arbeiten. In der Didaktik gilt „Innere Differenzierung" heute als eines der zentralen Prinzipien und Qualitätsmerkmale von Unterricht in heterogenen Lerngruppen [1].

Damit lässt sich das Grundanliegen dieses Beitrags beschreiben: Ausgangspunkt unserer Überlegungen ist die These, dass die stimmlichen Voraussetzungen der Schülerinnen und Schüler einer (verhältnismäßig altershomogenen) Schulklasse für das Singen im Musikunterricht interindividuell verschieden sind. Diese Ausgangsthese ist durch entwicklungspsychologische Forschung gut untermauert: So konstatiert Gembris (1998) „große interindividuelle Varianz" bei der Entwicklung der Singfähigkeit. Dementsprechend versteht er seine Altersangaben bei der Beschreibung der Singentwicklung ausdrücklich nur als „grobe Anhaltspunkte"[2]. Auch Stadler Elmer (2002) betont die hohe Bedeutung von aktiven (!) Anpassungen des Individuums an die jeweilige Umgebung und damit von individuellen Faktoren. Nur der untere Bereich des Stimmumfangs entwickle sich aufgrund physischer Reifung. Die Entwicklung des oberen Bereichs des Stimmumfangs sei dagegen abhängig von der individuellen Lerngeschichte eines Menschen.

Konsequenterweise verzichtet sie in ihrer Beschreibung eines hypothetischen Entwicklungsverlaufs der Singfähigkeit auf genaue Altersangaben. „In diesem oberen Bereich des Stimmumfangs", so schreibt sie, „scheint das Lebensalter eine geringere Rolle zu spielen als gemeinhin angenommen wird." Vielmehr hänge die Entwicklung stimmlicher Fähigkeiten davon ab, „inwieweit ein Individuum angeregt wird, die physisch vorhandene Möglichkeiten aktiv zu nutzen und indirekt oder direkt zu trainieren oder auszubilden."[3] Angesichts dieser Forschungslage sind generalisierende Aussagen wie diese mit Skepsis zu betrachten: „Bei Schulanfängern kann von einer mühelosen Singfähigkeit im Tonraum von d' - d" ausgegangen werden."[4] Auch die Aussage von Mohr (2008), „bei regelmäßigem, gesundem Gebrauch der Singstimme" sei bei Sechsjährigen ein „Liederumfang" von c' bis f" „vollständig vorhanden"[5], kann keine hinreichende Grundlage für den Grundschullehrer darstellen, weil nicht bei allen (!) Kindern von einem regelmäßigen und gesunden Gebrauch der Singstimme ausgegangen werden kann.

Als Musiklehrer an einer Grundschule wird man also davon ausgehen müssen, dass die bisherige Entwicklung der Singfähigkeit bei den Kindern einer Schulklasse unterschiedlich verlaufen ist. Daraus ergeben sich zwei Herausforderungen für den Musikpädagogen:

Erstens: Wenn er die Lernvoraussetzungen seiner Schüler berücksichtigen soll, muss er sie kennen. Er muss sich also darum bemühen, die individuellen stimmlichen Voraussetzungen so präzise erfassen, wie dies unter den Bedingungen einer allgemein bildenden Schule möglich ist.

Zweitens benötigt er ein Repertoire von geeigneten Methoden, um auf die unterschiedlichen Lernvoraussetzungen mit passenden Aufgabenstellungen reagieren zu können.

Das eine ist ein Problem der *musikpädagogischen Stimmdiagnose*, das andere ein Problem der *Inneren Differenzierung*. Beide Probleme müssen in einem Zusammenhang gelöst werden. Denn diagnostische Bemühungen blieben sinnlos, wenn aus ihnen nicht entsprechende Unterrichtsmaßnahmen „abgeleitet" werden würden. Und umgekehrt bedarf Innere Differenzierung des Unterrichts einer diagnostischen Grundlage, wenn sie nicht willkürlich bleiben soll.

Machen wir es konkret: Nehmen Sie an, Sie wollten mit einer Grundschulklasse das bekannte Lied „Es tönen die Lieder" singen. In welcher Tonlage würden Sie dieses Lied in einer Grundschule singen? Das Lied wird häufig in F-Dur notiert, wobei der Ambitus dann von c' bis f" reicht. In einem vor allem zur Unterstützung fächerübergreifenden Unterrichts gedachten Grundschul-Liederbuch[6] wird es dagegen in D-Dur notiert – dann reicht der Ambitus von a bis d".

Um diese Frage beantworten zu können, brauchen wir Informationen darüber, in welchem Tonraum die Kinder vor Ort denn tatsächlich textgebunden singen *können*. Diese Frage lässt sich nicht mit einem Blick in die Literatur beantworten, weil die konkreten Einzelfälle, mit denen es der Lehrer täglich zu tun hat, sich von statistischen Durchschnittswerten und von allgemeinen Tendenzen, die dort beschrieben werden, ebenso deutlich unterscheiden können wie von persönlichen Erfahrungen oder subjektiven Theorien von Buchautoren.

Aus diesem Grund sind praktikable diagnostische Verfahren erforderlich, die es dem Musiklehrer erlauben, auch unter den Bedingungen einer allgemein bildenden Schule ein realistisches Verständnis von den tatsächlichen stimmlichen Voraussetzungen jeder einzelnen Schülerin und jedes einzelnen Schülers zu entwickeln.

Um ein solches Verfahren einer musikpädagogischen Stimmdiagnose zu entwerfen, hat die Gesellschaft für Musikpädagogik (GMP) vor einigen Jahren eine Arbeitsgruppe aus Grundschullehrkräften, Sängern und Hochschullehrern gebildet. Das auf diese Weise entstandene Diagnoseverfahren versteht sich als heuristisches Modell, das inzwischen mehrfach erprobt, bearbeitet und weiterentwickelt worden ist und im Folgenden beschrieben werden soll [7].

Die Anforderungen, die an eine musikpädagogische Stimmdiagnose eines Musiklehrers an einer allgemein bildenden Schule zu stellen sind, unterscheiden sich dabei erheblich von den Anforderungen, wie sie an eine Stimmdiagnose etwa in der HNO-Medizin, der Logopädie oder der Sprachheilpädagogik zu stellen sind. Der Musiklehrer in der Schule hat es immer mit großen, oft viel zu großen Gruppen zu tun und kann sich in der Regel zeitlich nur sehr begrenzt mit einzelnen Schülern befassen. Außerdem stehen ihm keinerlei Untersuchungsinstrumente zur Verfügung und so ist er ausschließlich auf die auditive Beurteilung der Stimmen angewiesen. Schließlich ist auch zu berücksichtigen, dass er als Pädagoge seine Aufmerksamkeit kaum auf stimmliche Merkmale eines Schülers allein reduzieren kann. Immer spielen auch weitere individuelle sowie soziale und situative Aspekte einer Schülerpersönlichkeit eine Rolle. Deshalb erhebt das hier vorgeschlagene Verfahren zur musikpädagogischen Stimmdiagnose nicht den Anspruch, den Gütekriterien eines wissenschaftlichen Tests zu genügen. Umso wichtiger ist es, dass der Lehrer seine eigenen Anteile am Zustandekommen der individuellen Ergebnisse reflektiert und seine Wahrnehmungen und diagnostischen Einschätzungen stets für Veränderungen der Schüler offen hält [8].

Diagnostische Fragestellung

Bei dem hier vorgeschlagenen Verfahren zur musikpädagogischen Stimmdiagnose in der Grundschule stehen folgende Fragestellungen im Vordergrund:

- Kann die jeweilige Schülerin bzw. der jeweilige Schüler mit „Kopfstimme" singen? Kann das Kind seine *Randstimmfunktion* aktivieren?

- In welchem Tonbereich kann das Kind textgebunden singen? Diesen Tonraum nennen wir „*Liedraum*".

- In welchem Tonbereich kann das Kind auf Vokalise Melodien singen? Diesen Tonraum nennen wir „*Übungsraum*".

- Welches ist der tiefste singbare Ton eines Kindes, welches der höchste?

Außerdem sollen „quasi nebenbei" besondere Auffälligkeiten in den Bereichen Atmung, Stimmklang (Heiserkeit!), Intonation, Artikulation und Resonanz erfasst werden.

Aufgabenstellung

Um die genannten Fragestellungen möglichst valide beantworten zu können, werden mit den Schülern in Dreiergruppen in einem separaten Raum mit Klavier etwa 10 Minuten einige Übungen durchgeführt. Dabei wird besonderer Wert auf die Angstfreiheit der Situation gesetzt. Die Aufgabenstellungen für die Kinder enthalten folgende Übungen:

- Singen von Glissandi auf Vokalisen (z.b. „Aufzugsübung" auf „nu", „Feuerwerksübung" auf „piu" und „Wolfsgeheul"[9]);

- Singen des textlich passenden Refrains des Liedes „Manno manno manno mann" von R. Krenzer und D. Jöcker (Abb. 2) in verschiedenen Tonarten;

- Singen dieses Refrains auf Vokalise, und zwar in höheren Tonarten, die textgebunden nicht mehr mühelos erreicht werden;

- Nachsingen von chromatisch auf- und absteigenden Einzeltönen.

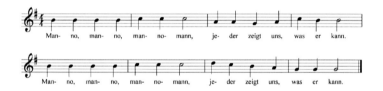

Abb. 2: „Manno manno manno mann" von R. Krenzer und D. Jöcker

Beobachtung und Dokumentation

Zur Dokumentation der Beobachtungsergebnisse wird ein Beobachtungsbogen verwendet, der schnell und unkompliziert zu handhaben ist (siehe Abb. 3).

In einer Zeile pro Kind wird festgehalten, ob das Kind seine Randstimmfunktion leicht, nur eingeschränkt oder nicht aktivieren kann (Zeichen: +, ~ oder –). Die Tonarten, die textgebunden mühelos erreicht werden, werden mit einem Kreis markiert. Die höchsten und tiefsten erreichbaren Töne können mit der exakten Tonhöhe eingetragen werden.

Beobachtungsbogen zur musikpädagogischen Stimmdiagnose
in der allgemein bildenden Schule (Version: 2009-04)

Schuljahr:
20 .... / 20 ....

Klasse:

| Datum | Name | Randstimmfunktion | Liedraum (Text) | | | | | | | | | | | Übungsraum (Vokalise) | | | | | | | | | | | tiefster Ton | höchster Ton | Bemerkungen z.B. zum Stimm-klang (Heiserkeit?), zur Artikulation, zur Intonation | Gruppe |

Liedraum (Text): tief — a – e¹, b – f¹, c¹ – g¹, d¹ – a¹, e¹ – h¹; mittel; hoch — f¹ – c², g¹ – d², a¹ – e²

Übungsraum (Vokalise): tief — c¹ – g¹, d¹ – a¹, e¹ – h¹; mittel; hoch — f¹ – c², g¹ – d², a¹ – e², h¹ – f#², c² – g²

Randstimmfunktion: + ∫ –

Kurzanleitung:

Randstimmfunktion *leicht* aktivierbar:	Tonart mit Text *mühelos* erreichbar:	ⓓ
Randstimmfunktion *nur eingeschränkt* aktivierbar:	Tonart mit Text *nur eingeschränkt* erreichbar:	d¹
Randstimmfunktion *noch nicht* aktivierbar:	Tonart mit Text *noch nicht* erreichbar:	♯

Tonart auf Vokalise *mühelos* erreichbar:	ⓓ
Tonart auf Vokalise *nur eingeschränkt* erreichbar:	d¹
Tonart auf Vokalise *noch nicht* erreichbar:	♯

Gruppeneinteilung:

Liedraum hoch (bis c2 oder höher); Übungsraum hoch	A
Liedraum mittel (bis h1); Übungsraum mittel oder hoch (ab c2)	B
Liedraum tief (bis g1); Übungsraum tief oder mittel (bis h1)	C

© GMP 2009

Abb. 3: Dokumentationsbogen

Gruppenbildung

Die aktuellen Ergebnisse dieser stimmdiagnostischen Bemühungen
führen zu einer Einteilung der Schüler in drei „Chorgruppen", die
vom Musiklehrer immer wieder neu überprüft werden muss, um der
individuellen Lernentwicklung der Kinder Rechnung zu tragen:

Chorgruppe A:
Kinder, die den Refrain des Liedes „Mannomann" auf Text mindestens in F-Dur singen können. Das heißt, die obere Grenze ihres aktuellen Liedraumes liegt bei c" oder höher.

Chorgruppe B:
Kinder, die derzeit den Kehrvers mit Text maximal in D-Dur singen
können, aber die Fähigkeit besitzen, ihn auf Vokalise mindestens in
F-Dur zu singen. Das heißt: Sie besitzen die Fähigkeit zur Aktivie-
rung der „Kopfstimme" (Randstimmfunktion). Ihr Übungsraum auf
Vokalise endet aktuell frühestens bei c".

Chorgruppe C:
Kinder mit einer textgebundenen Singhöhe bis f' und die derzeit auch
auf Vokalise kaum in der Lage sind, über f' hinaus zu singen.

Konsequenzen für den Musikunterricht

Im Rahmen der Stimmbildungsarbeit, die auf Erweiterung der Singfähigkeit aller Kinder gerichtet ist, ergeben sich unterschiedliche
Schwerpunkte für die einzelnen Chorgruppen:

Chorgruppe C:

- Liedtexterarbeitung, Aussprache, Artikulation;

- Intonationsschritte und Solmisation im kleinen Tonraum;

- stärkere Gewichtung auf Rhythmus- und Bewegungseinheiten;

- Übungen zur Aktivierung der Randstimmfunktion;

- Lieder mit kleinerem Tonumfang bzw. je nach Möglichkeit der
  Stimmen eher tiefer transponierte Lieder

Chorgruppe B:

- Intonationsssschritte und Solmisation in einem erweiterten Tonraum;

- Übungen im oberen Tonraum (oberhalb von f') auf Vokalisen;

- verstärkte Hinführung zu Vokalverbindungen, Konsonantenverbindungen, um ein textgebundenes Singen auch oberhalb von f' zu ermöglichen;

Chorgruppe A:

- Stimmbildungsübungen besonders auch in der Höhe, Vokal- und Registerausgleich, Tonansatz und anderes mehr.

Auch beim Singen von Liedern ist es durchaus möglich, die unterschiedlichen Voraussetzungen der Chorgruppen zu berücksichtigen. So können mit etwas Phantasie des Musiklehrers Stimmbildungsübungen mit Bezug auf den jeweiligen Liedtext in ein Lied integriert werden. Eine andere Möglichkeit besteht darin, die Strophen eines Liedes, vielleicht mit modulierendem Zwischenspiel des Musiklehrers, in unterschiedlichen Tonlagen singen zu lassen (Beispiel: Chorgruppe C singt die erste Strophe in D-Dur, Chorgruppe B die zweite Strophe in E-Dur, und Chorgruppe A die dritte Strophe in F-Dur, während die jeweils nicht singenden Chorgruppen eine einfache Rhythmusbegleitung ausführen). Eine weitere Möglichkeit, auch beim Singen von Liedern das Prinzip der Binnendifferenzierung zur Geltung zu bringen, besteht darin, unterschiedlich hoch angelegte Abschnitte eines Liedes oder Songs den verschiedenen unterschiedlichen Chorgruppen zuzuordnen, etwa wenn die call-Phrasen eines Gospels höher liegen als die response-Phrasen [10].

Auch beim Singen des Kanons „Es tönen die Lieder" lässt sich das Prinzip der Inneren Differenzierung berücksichtigen, ohne dabei den Anspruch aller Kinder auf Lernfortschritte aufzugeben. Weil die einzelnen Kanonzeilen in unterschiedlichen Tonlagen gehalten sind, können sie melodisch ostinat gesungen, aber mit dem Text der übrigen Zeilen verbunden werden (siehe Abb. 4). Auf diese Weise können alle Kinder nach ihren aktuellen Lernmöglichkeiten in das Singen dieses Liedes eingebunden werden.

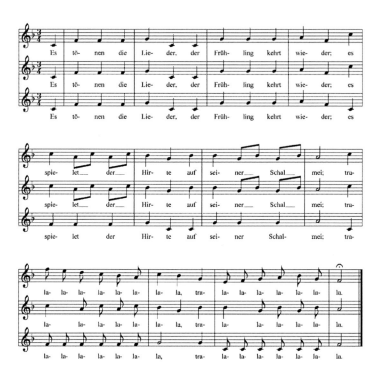

Abb. 4: „Es tönen die Lieder"

Persönliche Erfahrungen (Ulrich Horst)

Die Grundschule, an der ich arbeite, liegt in einem Kölner Stadtteil mit „besonderem Erneuerungsbedarf", also mitten in einem „sozialen Brennpunkt". Der Anteil der Kinder mit Migrationshintergrund liegt bei 75%. Weil gerade für sozial benachteiligte Kinder musikalische Betätigungen enorme Chancen bieten, hat Musik insgesamt einen hohen Stellenwert an dieser Schule.

Neben verschiedenen Chor-Arbeitsgemeinschaften und Musik-Theater-Projekten erhält jede Klasse des ersten Schuljahres wöchentlich eine Stunde Stimmbildung und musikalische Grundausbildung. Diese Unterrichtsstunde umfasst Stimmbildung, Rhythmuserziehung, relative Solmisation, Liedgesang, instrumentale Begleitung mit Percussionsinstrumenten sowie Tanz und Bewegung. Organisatorisch wird diese Unterrichtsstunde in Doppelbesetzung erteilt. Dies macht es möglich, dass ich als Musiklehrer im Anschluss an die stimmdiagnostischen Erhebungen je nach Bedarf und stimmbildnerischem Schwerpunkt mit den Chorgruppen A, B, C einzeln oder in unterschiedlichen Zweierkombinationen arbeiten kann, während der andere Teil der Klasse bei der Klassenlehrerin Förderunterricht oder Freiarbeit hat. Nach ca. 20 Minuten wird in der Regel gewechselt. Dabei ist den Kindern selbst die Chorgruppeneinteilung nicht bewusst.

Zur stimmlichen Ausgangssituation der Schüler

Insgesamt lässt sich die stimmliche Ausgangssituation der Schülerinnen und Schüler dieser Grundschule so beschreiben:

- häufig sind Störungen der Sprech- und der Singstimme anzutreffen, z. B. kein richtiger Stimmbandschluss, überluftetes Singen und Sprechen, Heiserkeit, Druckprinzip bei der Tonerzeugung;

- für viele Schüler stellt das f' eine unüberwindbare Hürde dar, sie haben keine Erfahrung mit der Kopfstimme, mit der Randstimmfunktion;

- viele Kinder singen nach dem „Power-Prinzip", d.h. mit der Vollschwingung des Vokalismuskels;

- einige Kinder können die Kopfstimme zwar aktivieren und auf Vokalisen auch über f' hinaus singen, springen aber beim textgebundenen Singen sofort wieder in tiefere Tonlagen;

- einige Kinder haben große Schwierigkeiten mit der Intonation und „brummen" vor sich her;

- einige Kinder können ein Lied in F-Dur oder sogar höher singen.

Bisherige Ergebnisse der musikpädagogischen Stimmdiagnose

An der betreffenden Schule zeigte sich bei den 126 Erstklässlern der Jahrgänge 2007/2008 und 2008/2009 jeweils ca. acht bis zehn Wochen

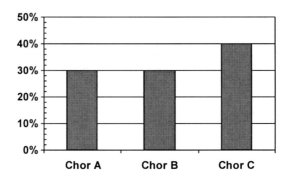

Abb. 5: Erfahrungswerte mit 126 Erstklässlern
       aus den Schuljahren 2007/2008 und 2008/2009

nach der Einschulung folgende stimmliche Ausgangssituation (siehe
Abb. 5):

- etwa 30 % (Chorgruppe A) konnten bis c" oder auch darüber hinaus textgebunden singen;

- etwa 30% (Chorgruppe B) verfügten über einen Liedraum bis maximal a', besaßen aber die Fähigkeit zur Aktivierung der Randschwingung und konnten auf Vokalise bis c" oder darüber hinaus singen.

- bei etwa 40% (Chorgruppe C) lag die obere Tongrenze bei f'.

Mit anderen Worten: etwa 70% aller Erstklässler (Summe der Chorgruppen B und C) konnten zu Beginn ihrer Grundschulzeit textgebunden nicht über a' hinaus singen!

Differenziert man diese Erfahrungswerte nach Geschlecht, ergibt sich folgendes Bild (Abb. 6):

- zu Chorgruppe A gehören etwa 44% der Mädchen und etwa 18% der Jungen;

- zu Chorgruppe B gehören etwa 25% der Mädchen und etwa 34% der Jungen;

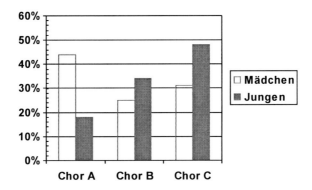

Abb. 6: Anteil von Jungen und Mädchen an den einzelnen Chorgruppen

- in Chorgruppe C sind etwa 30% der Mädchen und etwa 48% der Jungen.

Es ist also eine deutliche Steigerung des Jungenanteils von Chor A zu Chor C hin zu beobachten. Insgesamt konnten etwa 82% aller Jungen und 56% aller Mädchen zu Beginn des ersten Schuljahres nicht textgebunden über a' hinaus singen!

Demgegenüber haben sich bisher keine Hinweise darauf ergeben, dass der Migrationshintergrund der Kinder in einem Zusammenhang steht mit der Ausprägung des Lied- und Übungsraums.

Die Untersuchungen zum tiefsten singbaren Ton führte bei 193 Erstklässlern der Jahrgänge 2005 bis 2008/2009, mit denen jeweils acht bis zehn Wochen nach ihrer Einschulung die musikpädagogische Stimmdiagnose durchgeführt wurde, zu folgenden Ergebnissen (Abb. 5):

- 72% aller Erstklässler konnten in der Tiefe mindestens bis b singen.

- Immer noch 48% konnten mindestens bis a singen.

- Die Töne as oder tiefer wurden von 30% aller Kinder erreicht.

- Die Töne g und tiefer wurden von 17% aller Kinder erreicht.

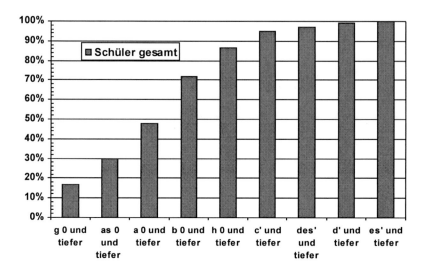

Abb. 7: Einteilung von Erstklässlern nach ihrem erreichbaren Tonumfang in der Tiefe (n = 193)

Die detaillierte Verteilung des tiefsten erreichbaren Tones ist Abbildung 6 zu entnehmen.

Wenn für einige Kinder die untere Singgrenze bereits bei es' liegt,
für andere die obere Singgrenze aber schon bei f' beginnt, wird deutlich, vor welche Schwierigkeiten der Musiklehrer gestellt ist, wenn er
in solch einer Ausgangssituation mit allen Kindern ein gemeinsames
Lied singen will.

Abschließend bleibt festzustellen, dass es von enormer Bedeutung ist,
wenn der Musiklehrer die Fähigkeit besitzt, Lieder in jede beliebige
Tonart transponiert spielen zu können. Denn auf diese Weise kann
er flexibel und individuell auf die Schüler eingehen und die Kinder
– neben den entsprechenden Stimmbildungsmaßnahmen – in chro-
matischen Schritten zu höheren Singhöhen führen. In der Regel sind
selbst die oft als „Brummer" klassifizierten Tiefsänger in der Lage,
mit b als Grundton einige Intonationsschritte aufwärts auszuführen,
mindestens im Raum einer Terz.

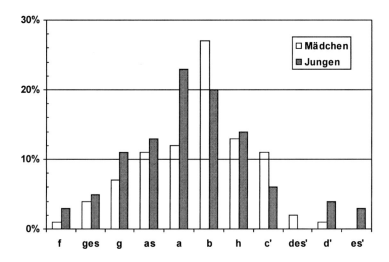

Abb. 8: Aufteilung der Erstklässler (Jahrgänge 2005 bis 2008/09) nach ihrem tiefsten singbaren Ton

Alle hier genannten Zahlen stellen Erfahrungswerte an einer einzigen Grundschule dar und erheben keinen Anspruch auf Repräsentativität. Doch als Musiklehrer muss ich auf die jeweilige Realität vor Ort reagieren. Diese Realität zu erfassen ist Sinn einer musikpädagogischen Stimmdiagnose.

Literaturangaben

[1]   Graumann, Olga (2002): Gemeinsamer Unterricht in heterogenen Gruppen. Von lernbehindert bis hochbegabt. Bad Heilbrunn: Klinkhardt, S. 180

[2]   Gembris, Heiner (1998): Grundlagen musikalischer Entwicklung und Begabung. Augsburg: Wißner, S. 315

[3]   Stadler Elmer, Stefanie (2002), Kinder singen Lieder. Über den Prozess der Kultivierung des vokalen Ausdrucks. Münster: Waxmann, S. 74

[4]   Meseck (2006), Siegfried: Stimmbildung im Chor. Augsburg:
        Wißner, S. 23

[5]   Mohr, Andreas (2008): Lieder, Spiele, Kanons. Stimmbildung
        in Kindergarten und Grundschule. Mainz: Schott, S. 9

[6]   Dürhager, Elke; Gottschalk, Lutz (Hg.) (1995): Grundschul-
        Liederbuch. Bergisch-Gladbach: Leu.

[7]   Greuel, Thomas; Heyer, Thomas; Horst, Ulrich (2007): Mu-
        sikpädagogische Stimmdiagnostik in der allgemein bildenden
        Schule. In: Greuel, Thomas (Hg:) In Möglichkeiten denken -
        Qualität verbessern. Auf dem Weg zu einer musikpädagogi-
        schen Diagnostik. Kasel: Bosse, S. 89-96.

[8]   Greuel, Thomas: Theorie musikpädagogischer Diagnose. In:
        ders. (Hg.): In Möglichkeiten denken - Qualität verbessern.
        Auf dem Weg zu einer musikpädagogischen Diagnostik. Kas-
        sel: Bosse, S. 25 - 56

[9]   Hofbauer, Kurt (1978): Praxis der chorischen Stimmbildung,
        Bausteine für Musikerziehung und Musikpflege, B 33, Schott,
        S. 97.

[10]   Greuel, Thomas; Heyer, Thomas; Horst, Ulrich (2007): Mu-
        sikpädagogische Stimmdiagnose in der allgemein bildenden
        Schule. In: Greuel, Thomas (Hg.): In Möglichkeiten denken -
        Qualität verbessern. Auf dem Weg zu einer musikpädagogi-
        schen Diagnostik. Kassel: Bosse, S. 96.

Stimmleistung und -qualität sichtbar machen: Medizinische Stimmdiagnostik bei Kindern und Erwachsenen

Michael Fuchs

Die ärztliche Untersuchung des Stimmapparates, der Stimmleistung und der Stimmqualität hat zum Ziel, organische oder funktionelle Erkrankungen der Stimme zu erkennen sowie die Stimme hinsichtlich ihrer Eignung für eine erhöhte stimmliche Aktivität oder für einen stimmintensiven Beruf einzuschätzen. Diese Diagnostik wird in Deutschland in erster Linie von Fachärzten für Phoniatrie und Pädaudiologie und auch von Fachärzten für HNO-Heilkunde, zum Teil in Zusammenarbeit mit Logopäden und klinischen Sprechwissenschaftlern durchgeführt. Dieses Kapitel gibt eine Übersicht über die multimodale Stimmdiagnostik, die sich aus folgenden Elementen zusammensetzt:

- Anamnese (Krankengeschichte)

- organische Diagnostik des Stimmapparates (Untersuchung der Stimmentstehung, Kehlkopfspiegelung mit Stroboskopie oder Echtzeitlaryngoskopie)

- perzeptive und apparative Diagnostik des Stimmschalls und der Stimmleistung (Untersuchung des Stimmklangs, der Stimmqualität und der Stimmleistungsparameter)

- Untersuchung der Auswirkung der Stimmqualität auf die Lebensqualität (Untersuchung des Krankheitserlebens)

Anamnese

Bevor die Untersuchung des Stimmapparates und der Stimme selbst beginnt, stellt die Befragung des Patienten bzw. seiner Bezugspersonen eine wichtige Grundlage für das weitere diagnostische Vorgehen dar. Die Krankengeschichte (oder Anamnese) sollte bei Kindern und Jugendlichen zum Beispiel Angaben über die Geburt und die postnatale Entwicklung und bei allen Altersgruppen zusätzlich über Stimm- und Hörstörungen in der Familie, über eventuelle Erkrankungen oder erfolgte Operationen und über Medikamente beinhalten, die regelmäßig eingenommen werden. Bezüglich der stimmlichen Entwicklung interessieren die Sprech- und Singstimme einschließlich einer eventuellen stimmlichen Ausbildung oder erhöhten stimmlichen Aktivität sowie die Sprachentwicklung und Informationen über eventuelle logopädische Übungsbehandlungen aufgrund von Stimm- oder Sprachstörungen.

Der zweite Aspekt der Anamnese sind die aktuellen Beschwerden. Kinder und Jugendliche mit Stimmstörungen klagen – wie auch Erwachsene – typischerweise über Symptome, die drei Gruppen zugeteilt werden können: Veränderungen des Stimmklangs, Einschränkung der Stimmleistung und körperliche Missempfindungen im Kopf-/Halsbereich. Als Klangveränderung treten im jungen Alter Instabilitäten (unwillkürlicher Wechsel zwischen den Stimmregistern und Diplophonie) und das Näseln gehäuft auf. Bis etwa zum 4. Lebensjahr nehmen die Kinder die Klangveränderungen nicht selbst wahr, sondern sie werden zum Teil von den Eltern und anderen Bezugspersonen bemerkt [1]. Danach sind Kinder zunehmend in der Lage, den Klang ihrer eigenen Stimme, deren Wirkung auf andere Personen, aber auch die Besonderheiten der Stimme anderer Kinder und Erwachsenen einzuschätzen [4]. Im Erwachsenenalter beschreiben die Patienten häufig sehr exakt ihre Beschwerden hinsichtlich Ursache, Zeitverlauf, Beeinflussbarkeit ect.

Einschränkungen der Stimmleistung können sich auf den Tonhöhenumfang, die Dynamik aber auch auf die Dauer beziehen, die die Stimme ohne Beschwerden belastet werden kann. Kinder können beispielsweise nicht laut oder sehr laut sprechen und singen und haben dadurch Probleme in Kommunikationssituationen mit hohem Störpegel und bei der Durchsetzung ihrer Bedürfnisse und ihrer Persönlichkeit mit der Stimme in einer Gruppe. Häufig finden sich aber auch Einschränkungen bei der minimalen Intensität: Den betroffenen Kindern gelingt es weniger gut als Stimmgesunden, leise zu sprechen und zu singen. Bei den Erwachsenen hängt die Stärke dieser Beschwerden in erster Linie von den stimmlichen Anforderungen ab, die sie im Beruf und in der außerberuflichen Kommunikation zu bewältigen haben.

Einen weiteren Aspekt stellt die schnelle stimmliche Ermüdbarkeit dar: Sie zeigt sich in einer deutlichen Verschlechterung der Stimmqualität bereits nach kurzer Stimmbelastung (lautes Sprechen, stimmintensive Freizeitaktivitäten, Singen) und in einer verlängerten Erholungsphase. Diese besteht, wenn die Beschwerden nicht über Nacht vollständig rückläufig sind. Alle genannten Einschränkungen verursachen letztlich eine Verarmung der stimmlichen und emotionalen Ausdrucksmöglichkeiten.

Als Missempfindungen stehen bei Kindern und Jugendlichen (brennende) Halsschmerzen, Anstrengungsgefühle, Räusperzwang, Hustenreiz und das Gefühl des Außer-Atem-Seins im Vordergrund, während das typische Globusgefühl erst im Erwachsenenalter als häufigstes Symptom beklagt wird. Diese stimmbezogenen Beschwerden werden von betroffenen Kindern ab dem 4. Lebensjahr in 45-65%, bei Jugendlichen in etwa 25-40% der Fälle vorgetragen [1]. Im Erwachsenenalter beklagen mehr Frauen als Männer mit Stimmstörungen ein Globusgefühl.

Organische Diagnostik des Stimmapparates

Für die Darstellung der Organsysteme des Stimmapparates und insbesondere des Kehlkopfes stehen generell zwei Methoden zur Verfügung: Die indirekte und die direkte Laryngoskopie (Kehlkopfspiegelung). Dabei wird bei der indirekten Form der Kehlkopf mit den Stimmlippen mit Hilfe eines optischen Systems (Endoskop) angesehen. Der Patient sitzt dem Arzt gegenüber, die herausgestreckte Zunge wird leicht festgehalten, und das Endoskop wird bis kurz vor die Rachenhinterwand geführt. Eine Alternative bietet die Untersuchung mit einem flexiblen Endoskop über die Nase. Die Beleuchtung des Kehlkopfes kann entweder dauerhaft oder mit einem so genannten Stroboskop erfolgen. Das Stroboskop beleuchtet jeweils nur kurze Abschnitte der sich wiederholenden Stimmlippenschwingung beim Produzieren eines Tones und setzt sie zu einer Zeitlupendarstellung zusammen. So gelingen Analysen der Stimmlippenschwingungen, die im Original aufgrund ihrer Schnelligkeit (z.B. 440 Hz, d.h. 440-mal pro Sekunde bei einem a') mit dem bloßen Auge nicht erkennbar wären.

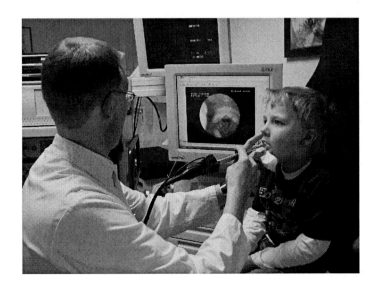

Abb. 1: Indirekte Laryngoskopie bei einem 4-jährigen Knaben. Das
Bild des Kehlkopfes wird vergrößert und auf einem Moni-
tor übertragen. Durch eine Blitzlicht-Beleuchtung (Stroboskopie) kann die Schwingung der Stimmlippen analysiert werden. Zudem ist eine digitale Archivierung der Videoaufnah-
men möglich.

Die indirekte Laryngoskopie erfolgt im Neugeborenen- und Kleinkindalter vorwiegend flexibel (Endoskop-Durchmesser: 2,8-3,4 mm). Es
bestehen aber auch gute klinische Erfahrungen mit starren Optiken,
wobei die nicht herausgestreckte Zunge leicht nach unten gedrückt
wird. Ab etwa dem 3. Lebensjahr überwiegen die starren Optiken. Dazu hat sich gerade bei kleinen Kindern die Verwendung von Kinder-
Spezialoptiken mit verkürztem Abstand zwischen Handstück und Endoskopspitze (Durchmesser: 7 mm) bewährt (Abb. 1). Dagegen bergen Optiken mit noch geringerem Durchmesser (4 mm) bei nicht wesentlich größerem Bildausschnitt als bei flexiblen Optiken durch die
schmale Endoskopspitze eine höhere Verletzungsgefahr bei Abwehr-
bewegungen des Kindes. Ab dem Schulalter kann für eine bessere
Bildqualität und für die Stroboskopie versucht werden, Optiken mit
größeren Durchmessern (10-12 mm) oder Optiken mit Chip-on-the-

tip-Technik zu wählen. Die Optiken mit dem größten Durchmesser (12 mm) sind durch deren Hitzeschutz-Aufsatz derzeit die Kamerasysteme der Echtzeitlaryngoskopie, die nach klinischen Erfahrungen aufgrund der anatomischen Gegebenheiten im Rachen frühestens ab dem 10. Lebensjahr, in der Regel ab der Pubertät toleriert werden. Im Erwachsenenalter lassen sich die meisten Patienten mit einer starren Laryngoskopie mit Stroboskopie ohne Probleme untersuchen, zum Teil findet ein Oberflächen-Anästhesiespray zur Unterdrückung des Würgereflex Anwendung. Nur wenige Patienten können ausschließlich durch die flexible Form der indirekten Laryngoskopie diagnostiziert werden.

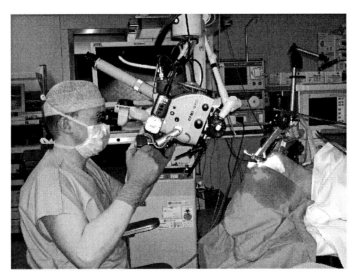

Abb. 2: Direkte Laryngoskopie bei einem Patienten in Narkose im Operationssaal: Ein selbsthaltendes Rohr (Larynkoskop) bietet einen direkten Blick auf den Kehlkopf. Zur Vergrößerung sieht der Operateur durch ein Mikroskop. Durch das Laryngoskop können Manipulationen z.B. an den Stimmlippen durchgeführt werden.

Die zweite Form der Kehlkopfuntersuchung erfolgt direkt. Dabei liegt der Patient auf dem Rücken und ist narkotisiert. Ein Laryngoskop – ein Rohr mit Handstück – wird durch den geöffneten Mund in den Rachen geschoben, bis der Kehlkopf direkt sichtbar wird. Dieses Rohr wird von einem Haltesystem fixiert, so dass der Operateur beide Hände frei hat. Die Betrachtung des Kehlkopfes erfolgt mit einem Mikroskop, so dass eine differenzierte Beurteilung der Organstrukturen möglich ist und auch fotodokumentiert werden kann (Abb. 2). Durch das Rohr können mit speziellen Instrumenten Operationen am Kehlkopf vorgenommen werden. Die direkte Laryngoskopie in Narkose ist ab dem Neugeborenenalter und sogar bei Frühgeborenen möglich. Je jünger das Kind ist, desto wichtiger sind die intensiven präoperativen Vorbereitungen und die enge Zusammenarbeit zwischen dem Operateur und den Anästhesisten, Pädiater (Neonatologen, pädiatrische Intensivmediziner). In allen Altersgruppen ist die direkte Laryngoskopie die Methode der Wahl, wenn unklare organische Veränderungen durch Probeentnahmen geklärt werden sollen, wenn eine indirekte Untersuchung nicht möglich ist oder wenn Operationen am Kehlkopf von innen erfolgen müssen.

Perzeptive und apparative Diagnostik des Stimmschalls und der Stimmleistung

Bei der Diagnostik der Stimmleistung und -qualität steht in den ersten Lebensjahren die auditive Analyse der Stimme im Vordergrund. Zunächst können die Parameter Rauhigkeit, Behauchtheit und Heiserkeit, die mittlere Sprechstimmlage und die Stimmgebung anhand der spontanen stimmlichen und sprachlichen Äußerungen beurteilt werden. Ab dem Vorschulalter kommen weitere Parameter (Anstrengung, Ermüdung, Instabilität) sowie die Bestimmung des Tonhöhenumfangs dazu. Standardisierte, phonetisch ausgewogene Texte sollten für diese Messungen verwendet werden, sobald das Kind das Lesen sicher beherrscht. Beim Erwachsenen wird ein kompletter Stimmstatus erhoben, der folgende Parameter umfassen kann: auditive Beurteilung des Stimmklangs (Rauhigkeit, Behauchtheit, Heiserkeit, Nasalität, Stimmanstrengung, Stimmermüdung, Instabilität) und der Stimmgebung, physiologischer und musikalischer Tonhöhenumfang, mittlere ungespannte und gespannte Sprechstimmlage, Schwelltonvermögen und Tonhaltedauer.

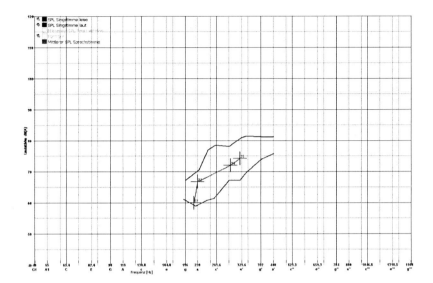

Abb. 3: Sing- und Sprechstimmprofil eines 13-jährigen Knaben im Stimmwechsel: Die obere Linie stellt die lauteste Intensität beim Nachsingen von Tönen dar, die untere die leiseste Intensität. Die mittlere Linie mit den vier Kreuzen markiert das Sprechstimmprofil. Das Kreuz links unten entspicht der leisesten Stimmgebung beim Sprechen, das Kreus rechts oben der Rufstimme. Auffällig sind während des Stimmwechsels ein kleiner Tonhöhenumfang (g-a') und eine eingeschränkte Dynamik.

Eine zentrale Untersuchungsmethode für die Stimmleistung ist in der Phoniatrie das Sing- und Sprechstimmprofil. Beim Singstimmprofil müssen vorgegebene Töne im gesamten Tonhöhenumfang zunächst so leise, dann so laut wie möglich nachgesungen werden. Dadurch erfolgt eine frequenzabhängige Intensitätsmessung der Singstimme. Beim Sprechstimmprofil zählt der Patient zunächst so leise wie möglich und steigert die Sprechstimme anschließend in 2 bis 3 Stufen bis zur maximalen Lautstärke (Rufstimme) (Abb. 3). Für das Singstimmprofil ist es entscheidend, ob das Kind oder der Erwachsene in der Lage ist, vorgegebene Töne so leise und so laut wie möglich nachzusingen. Sängerisch aktive Patienten bewältigen dies gut, solche Kinder bereits im Vorschulalter. Zudem gestattet die neue Generation der entsprechenden Software auch die Berücksichtigung der Stimmproduktionen, die von der Frequenzvorgabe abweichen. Für die Messung eines Sprechstimmprofils sind außer der minimalen Stimmintensität zwei bis drei weitere Steigerungsstufen bis zur maximalen Intensität erforderlich, was erfahrungsgemäß ab dem Schulalter bewältigt wird. Die Vorteile des Singstimmprofils liegen in der frequenzbezogenen Darstellung der Dynamikbreite und in der gleichzeitigen Präsentation der Befunde des Sprechstimmprofils in Form eines Diagramms, das die aktuelle stimmliche Leistungsfähigkeit schnell erfassbar macht. Eine aktuelle Software bietet zudem die Aufzeichnung jedes einzelnen bei der Messung des Singstimmprofils produzierten Stimmklangs an, so dass akustische Analysen möglich werden, die die jeweiligen Stimmleistungsbefunde erklären können. Für die quantitative Auswertung des Singstimmfeldes steht bei Kindern auch der Voice Range Profile Index for Children zur Verfügung [5]. Außerdem sind für individuelle Beurteilungen der Stimmqualität zahlreiche akustische Analysemethoden anwendbar, die bereits mit stimmlichen Äußerungen von wenigen Sekunden Dauer arbeiten und in jeder Altersgruppe funktionieren [2].

Untersuchung der Auswirkung der Stimmqualität auf die Lebensqualität

Es existiert derzeit nur eine begrenzte Erfahrung mit Fragebögen, die stimmliche Einschränkungen und deren Auswirkungen auf das Wohlbefinden und die Lebensqualität bei Kindern untersuchen. Hierfür haben sich gerichtete Interviews bewährt, die physische, funktionelle, soziale und emotionale Faktoren berücksichtigen [1]. Für die psychosomatische Diagnostik stehen umfassende Konzepte zur Verfügung [6,7], deren Veranlassung aber voraussetzt, dass der mit der kindlichen Stimmstörung in der Regel als erster konfrontierte Diagnostiker – der Facharzt für Phoniatrie und Pädaudiologie bzw. für HNO-Heilkunde – um diese ätiologischen Zusammenhänge und die entsprechende Methodik (einschließlich der Beratung und Therapie) weiß und dass diese Kooperation vor Ort tatsächlich möglich ist. Diagnostische Methoden sind außer anamnestischen Gesprächen spezielle Instrumente der Elternbefragung wie Fragebögen zum Thema Stimme und Familiensoziogramme [6]. Bei Jugendlichen und Erwachsenen liegen validierte Fragebögen vor (z.B. Voice Handicap Index, ect.) die eine wertvolle Ergänzung der Stimmdiagnostik darstellen.

Die Darstellung des Stimmapparates mit bildgebenden Verfahren (Computertomographie und Magnetresonanztomographie) kommt insbesondere bei organischen Ursachen der Stimmstörung zum Einsatz. Außerhalb dieser Indikationen ist sie derzeit speziellen Fragestellungen insbesondere im Rahmen von Forschungsaktivitäten vorbehalten.

Relevanz für die klinische Beurteilung der Tauglichkeit für erhöhte stimmliche Aktivitäten

Soll festgestellt werden, ob der Stimmapparat eines Kindes für eine erhöhte stimmliche Belastung – zum Beispiel als Mitglied eines Kinder- und Jugendchores oder für solistische Aufgaben in Oper und Theater – geeignet ist, können die oben genannten diagnostischen Methoden unter Berücksichtigung der angegebenen Normwerte eine erste Einschätzung ermöglichen. Sind organische oder funktionelle Einschränkungen der Stimmleistung und -qualität ausgeschlossen, sollte zudem in einem ausführlichen anamnestischen Gespräch eingeschätzt werden, ob das Kind die musikalischen und psychosozialen Voraussetzungen für die stimmliche Aufgabe mitbringt. Sehr häufig steht der Beurteiler aber vor dem Problem, dass bisher noch keine stimmliche Ausbildung und Belastung stattgefunden haben, so dass auch die Auswirkungen noch nicht abzuschätzen sind. Hier haben sich Wiederholungsuntersuchungen in drei- oder sechsmonatigen Abständen bewährt, um auch der Entwicklungsdynamik Rechnung zu tragen. So kann eine zunächst konstitutionell „kleine Stimme" unter einer gesangspädagogischen Schulung eine deutliche Zunahme der stimmlichen Leistungsfähigkeit und Qualität erfahren und dadurch den erhöhten stimmlichen Anforderungen besser gewachsen sein. Andererseits kann eine hohe Stimmbelastung ohne gleichzeitige Stimmbildung zu Stimmstörungen führen, weil die stimmlichen Voraussetzungen chronisch überfordert werden. Für die Einschätzung der stimmlichen Aktivität im klinischen Alltag und für wissenschaftliche Untersuchungen hat die Leipziger Arbeitsgruppe eine Klassifikation entwickelt, die unabhängig von der beurteilenden Berufsgruppe (Ärzte, Stimmbildner, Chorleiter, Musiklehrer, Laien) eine sicher reproduzierbare Einteilung ermöglicht [3]. Diese Prinzipien gelten auch für das junge Erwachsenenalter, wenn es um die Beurteilung der stimmlichen Eignung für einen stimmintensiven Beruf oder einen stimmintensiven künstlerischen Beruf geht.

Literaturangaben

[1]   Connor NP, Cohen SB, Theis SM, Thibeault SL, Heatley DG, Bless DM. Attitudes of Children With Dysphonia. J Voice 22:197-209

[2]   Fuchs M, Fröhlich M, Hentschel B, Stürmer IW, Kruse E, Knauft D. Predicting mutational change in the speaking voice of boys. J Voice 2007, 21:169-178

[3]   Fuchs M, Meuret S, Geister D, Pfohl W, Thiel S, Dietz A, Gelbrich G. Empirical criteria for establishing a classification of singing activity in children and adolescents. J Voice 2008; 22:649-657

[4]   Fuchs M, Meuret S, Thiel S, Täschner R, Dietz A, Gelbrich G. Influence of singing activity, age and sex on voice performance parameters, on subjects' perception and use of their voice in childhood and adolescence. J Voice 2009; 23:182-9

[5]   Heylen L, Wuyts FL, Mertens F, De Bond M, Pattyn J, Croux C, Van de Heyning PH. Evaluation of the Vocal Performance of Children Using a Voice Range Profile Index. J Speech Lang Hear Res 1998, 41:232-238

[6]   Kollbrunner J. Funktionelle Dysphonien bei Kindern. Ein psycho- und familiendynamischer Therapieansatz. Idastein: Schulz-Kirchner, 2006

[7]   Nienkerke-Springer A, McAllister A, Sundberg J. Effects of Family Therapy on Children's Voices. J Voice 2005, 19:103-113

Die Enkelgeneration unterrichtet Senioren
Ein Erfahrungsbericht aus Weimar

ULRIKE RYNKOWSKI-NEUHOF

Als ich um das Referat zur Seniorenstimmbildung gebeten wurde, stellte sich mir eine prinzipielle Frage. Wie kann ich mehreren Hundert Kongressteilnehmern einen Eindruck in unsere stimmbildnerische Arbeit, speziell die mit älteren Menschen, geben? Dabei unbedingt persönliche Befindlichkeiten und Leistungsvermögen respektierend und trotzdem das Signal gebend, es ist längst an der Zeit alle singenden Altersgruppen wahr- und ernst zu nehmen, sie zu fördern und an geeigneter Stelle einzubinden. Deshalb entschied ich mich zu Beginn meines Referates für eine filmische Dokumentation, die einen Ausschnitt der wöchentlichen Arbeit im Seminar Seniorenstimmbildung miterleben ließ und einen Eindruck vom Bewegen, Atmen und vor allem Singen mit nicht mehr ganz jungen Leuten vermittelte.

In vielen Chören, das wissen wir alle, ist der gestiegene Altersdurchschnitt selbstverständlich geworden. Einesteils wird der Nachwuchs der Jungen schmerzlich vermisst, andernteils sind die Senioren ein fester Bestandteil in der Chorszene. Über Jahre hinweg haben Sängerinnen und Sänger im Laienbereich musiziert, es war ihre angenehme Nebenbeschäftigung, ihr Freizeitausgleich. Durch Eintritt ins Rentenalter bekommt dieses Singen eine zusätzliche Bedeutung im Hinblick auf die soziale Kommunikation. Einige der Senioren haben allerdings bisher gar nicht in Chören gesungen und suchen erst in diesem Lebensabschnitt neue Kontakte, wollen frühere Interessen wieder aktivieren und sich stimmlich weiterbilden.

Lebenslanges Lernen – ein bekannter Slogan, der ältere Menschen anspricht, der Hochschulen und vor allem Universitäten im Seniorenstudium einen großen Zulauf beschert. Aber in welchen Bereichen einer Musikhochschule kann er sinnvoll aufgegriffen werden? An unserer Hochschule, der Hochschule für Musik FRANZ LISZT in Weimar, fand das Seniorenstudium bisher hauptsächlich als Angebot im Bereich der Musikwissenschaft statt. Durch das Seminar Seniorenstimmbildung ist ein musikalisch-praktisches Seminar für ältere Menschen hinzugekommen, was aber gleichzeitig von jungen Studierenden belegt werden kann, um vielfältige pädagogische methodische Erfahrungen im Bereich der vokalen Bildung allgemein, und speziell mit der Seniorenstimme, zu machen.

Im Frühjahr 2003 erlebte ich zum XV. Jahreskongress des Bundesverbandes Deutscher Gesangspädagogen (BDG) in Karlsruhe eine interessante Demonstration. Frau Prof. Elisabeth Bengtson-Opitz von der Hochschule für Musik und Theater Hamburg ließ uns eine Gesangsstunde, in der einige ältere Damen von Studenten unterrichtet wurden, miterleben. Diese Idee ließ mich nicht mehr los und bereits wenige Monate später, im Oktober 2003 versuchte ich diese Anregung aufzunehmen und auf Weimarer Verhältnisse zu übertragen.

Was mit sieben mutigen Damen aus zwei Chören, in denen ich mich werbend vorstellte, begann, ist inzwischen zu einer festen Größe im Studienbetrieb geworden.

Ich bin im Bereich der Ausbildung für Schul- und Kirchenmusiker tätig und dort spielt in erster Linie der verantwortungsvolle Umgang mit der eigenen Stimme und der im Beruf anvertrauten Kinder- und Jugendstimme die zentrale Rolle. Im Berufsfeld der Kirchenmusiker ist der Bogen der Laienarbeit von vornherein und seit jeher wesentlich weiter gespannt und jeder weiß, dass viele der Kirchenchöre gerade durch die Anwesenheit und Aktivität der älteren Generation überhaupt noch existieren.

Aber auch Schulmusiker sind neben ihren Aufgaben in der Schule in der Instrumentalpädagogik, der Chor- und Ensembleleitung oder als Organisten tätig.

Um für das umfangreiche Praxisfeld auch mit Stimmen älterer Menschen besser gerüstet zu sein, führte ich für unsere Studenten neben der Kinderchorarbeit das Fach Seniorenstimmbildung ein. Auch für mich war es ein Pilotprojekt, das sich im Laufe der Jahre immer wieder inhaltlich veränderte. Ich konnte einige meiner jungen Kolleginnen für dieses neue Fach begeistern und über Fördergelder mit einbinden. Durch die Mitwirkung von Frau Victoria Piel und Frau Sybille Tancke entstand bereits 2006 einen kleine Dokumentation; später setzte Frau Ulrike Schneider die praktische Arbeit mit mir fort.

Meine Kolleginnen und ich sehen uns als Brückenfiguren und somit Vermittler zwischen den Generationen. Die Studierenden könnten die Enkel unserer Senioren sein. Wir beobachten, dass es längst nicht selbstverständlich ist, dass unterschiedliche Generationen unproblematisch miteinander umgehen, sich einstellen und aufeinander zugehen.

Den Studierenden fällt es anfangs manchmal schwer, die passende Ansprache an unsere Senioren zu richten. Sie lernen allmählich, präzise und allgemeinverständlich zu formulieren und sich der speziellen Zielgruppe anzupassen.

Besonderheiten der Seniorenstimmbildung

Bereits während des Seminars Lebensalter und Stimme werden die Studierenden rein theoretisch damit konfrontiert und auch dem Auditorium zum Kongress in Leipzig sind die typischen stimmlichen Altersveränderungen bekannt. Viele der Senioren sind ursprünglich zu uns gekommen, weil sie bestimmte Veränderungen beim Gebrauch ihrer Stimme feststellten. Ihr Anliegen bestand darin, stimmliche Qualitäten wieder zu verbessern und Fehlfunktionen möglichst zu beheben. In den anfänglichen Vorstellungsrunden erfahren wir, dass jemand nicht einmal mehr wagte, allein zu Hause zu singen, geschweige denn in einen Chor einzutreten. Die erste Mutprobe haben unsere Senioren bereits genommen, wenn sie sich bei uns anmelden. Dann geht es vorerst um einfache Erklärungen, entsprechende Übungen. Das, was für uns zum Alltag gehört, soll Laien ermuntern, es ebenfalls häufig zu tun. Die anfängliche Erheiterung über ungewohnte Stimmübungen, oftmals sogar mit Spiegel (dieser hat sich hervorragend bewährt!), soll langsam in ein selbstverständliches Arbeiten mit Stimme übergehen, so selbstverständlich wie z.B. das Zähneputzen und das sieht ja im Prinzip auch albern aus!

Sind die Teilnehmer eines Seminars erst einmal miteinander vertraut, ist es auch möglich, dass die Gruppe der Senioren allein singt; wir hören deutlicher die stimmlichen Grenzen und versuchen gezielter darauf einzugehen. Dabei sind Einschränkungen besonders der Frauenstimmen in der Höhe zwar ein Problem, aber selbst ich war teilweise überrascht, wie weit sich mit entsprechenden begleitenden Körperbe-

wegungen und Stimmübungen deutliche Erweiterungen im Stimmumfang wieder erreichen lassen. Auch das Vorbild der jugendlichen
Stimmen ist dabei besonders hilfreich und animierend.

Nur einmal sind wir an unsere Grenzen gestoßen und mussten einer
Teilnehmerin eine professionelle Stimmtherapie empfehlen.

Wie überall im Laienbereich ist am Anfang auch die Aufmerksamkeit
und Ausbildung des konzentrierten Hörens zu schulen. Die Studenten
konnten aber auch feststellen, dass sie etwas lauter und deutlicher
artikuliert ihre Anliegen vortragen müssen, da offensichtlich einige
unserer Senioren ein mehr oder weniger eingeschränktes Hörvermögen
aufweisen.

Erstaunlich ist die Bereitschaft der Senioren, mit körperlichem Einsatz zu arbeiten. Selbst längeres Stehen bewältigen sie gut. Man
kann sagen, sie sind ausgesprochen bewegungsfreudig und zwar nicht
nur, wie sonst üblicherweise, die Frauen. Eine Gruppe (das waren
allerdings ausschließlich Frauen) habe ich weitervermittelt an meine
Kollegin Prof. Marianne Steffen-Wittek, die in der Elementaren Musikpädagogik einen speziellen Kurs für diese Zielgruppe einrichtete
und ebenfalls eine Dokumentation darüber erstellte.

Aufbau einer Seniorenstimmbildung

Die Stunde ist in Teilbereiche gegliedert und umfasst sowohl körperliche Bewusstseins- und Lockerungsarbeit als auch Atemtraining.
Stimmübungen, wie sie allseits in der chorischen Stimmbildung bekannt sind, schließen sich an. Und damit das Ganze nicht gar zu
schulmeisterlich wird, gipfelt die viele Detailarbeit in ein Lied oder
einen Kanon. So weit also nichts Besonderes.

Ursprünglich hatte ich die Vorstellung, man sollte mit wenigen Personen intensiv arbeiten, so zusagen 1:1 Senioren und Studenten. Da
der Zulauf durch Presseinformation und eine Rundfunksendung beim
MDR wesentlich stärker als erwartet wurde, stellten wir uns allmählich auf eine Gruppe mit bis zu 25 Personen ein. Meine Annahme,
es würden wohl ständig Personen ausfallen, da ja bekanntlich Rentner niemals Zeit haben, bewahrheitete sich nicht. Mit wenigen Ausnahmen gibt es eine feste Kerngruppe, die jeweils für ein Semester
regelmäßig erscheint. Selbst der Geburtstag einer Seniorin bedeutete

kein Fehlen, im Gegenteil, wir alle wurden in unserer Stunde zum Feiern mit Sekt und Süßigkeiten eingeladen.

Viele der Senioren besuchen schon zum wiederholten Male das Angebot der Seniorenstimmbildung. Ihre Begründung: Sie versuchen zum einen ihre erworbenen Fähigkeiten weiter unter Aufsicht der Studenten zu benutzen und zu erweitern. Zum anderen sind sie neugierig geworden, wie die nächste Gruppe von Studierenden wohl mit ihnen umgeht. Sie nehmen im Verlauf eines Semester die deutlichen Fortschritte der Studentinnen und Studenten wahr und interessieren sich auch für unsere Veranstaltungen an der Hochschule, speziell natürlich für die unseres Instituts für Schulmusik und Kirchenmusik und ganz besonders, wenn ihre Studenten auftreten.

Nach jeder Stunde findet eine Nach- bzw. Vorbereitung mit der Gruppe der Studierenden statt.

Somit ist das Projekt Seniorenstimmbildung über Monate hinweg für beide Seiten besser nachvollziehbar, die Gefahr der Beliebigkeit wird ausgeschaltet und spezielle Schwerpunkte und Besonderheiten, aber auch Ideen der Studierenden, können besser berücksichtigt werden.

Übrigens, wir können auch das Vorurteil entkräften, dass hauptsächlich Frauen gern singen. Schon seit einigen Jahren haben wir sogar einen Männerüberschuss in unseren Seminaren.

Alter und Beruf interessieren uns nur am Rande oder gar nicht. Zweimal haben wir allerdings einen Fragenbogen beantworten lassen und dieser gibt schon interessante Rückmeldungen.

Die Senioren sind zwischen 60 und 80 Jahren alt, übten Berufe wie z.B. Kraftfahrer, Zahnarzt, Lehrerin, Gärtner, Tischler, Schneiderin, Kostümdirektorin, Landwirt, Sozialarbeiterin, Pfarrerin, Kauffrau, Soziologe, Chemiker aus. Sie akzeptieren ihre jungen Lehrer und sind im Laufe der Monate in der Lage, selbst kompliziertere Abläufe erstaunlich gut zu meistern.

Ein von einem Studenten handschriftlich weitergereichter Kanon lag einmal in der nächsten Stunde als Computernotensatz vor uns und es stellte sich heraus, nicht die Studenten hatten ihn in diese zeitgemäße Form übertragen, nein einer der Senioren war es gewesen. Die Besonderheit: Er beherrschte das Notenlesen gar nicht so richtig und hat einfach alles ausgezählt.

Ein anderer Teilnehmer wünschte sich, dass noch mehr Sänger aus seinem Chor ein Stimmbildungsseminar besuchten sollten, um unter anderen auch das Legatosingen zu üben: „Wir singen unsere Bögen. Und die anderen, die nicht im Seminar waren, versauen uns den Chorklang!"

Im Fragebogen konnte ich u.a. lesen: „Noch nie habe ich mit solcher Freude und Leichtigkeit etwas gelernt, so viel gelernt."Und auf die Frage, warum man sich als älterer Mensch zu diesem Seminar anmeldet, antwortete eine Teilnehmerin: „Um etwas zu lernen, den Umgang mit jungen Menschen zu pflegen und diese besser zu akzeptieren."

Einhellig wurde festgestellt, dass körperliche Lockerung der Stimme gut tut, Atemhinweise hilfreich waren und sich Stimmübungen vor allem für das Singen höherer Lagen positiv auswirkten.

Wir haben alle von diesem Unternehmen „Die Enkelgeneration unterrichtet Senioren" profitiert. Ich betreue die Seniorenstimmbildung nun schon sechs Jahre lang. Die Basisarbeit ist geblieben, manche

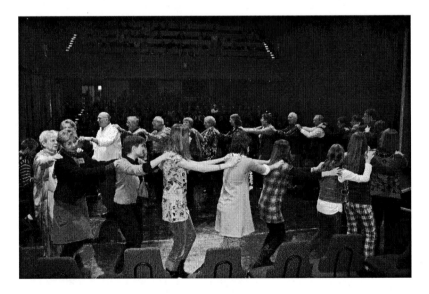

Abb. 1: Gemeinsame Aufführung des Kanons „In achtzig Tagen um die Welt" von Weimarer Schülern und Senioren

früheren Inhalte wurden verändert, neue Strukturen eingebracht. Die Senioren sind weiterhin bereit, mit uns an ihren Stimmen zu arbeiten, die Studenten können theoretisch Vermitteltes praktisch anwenden und wir Lehrenden erleben unsere Studierenden nicht nur in einer Laborsituation der Hochschule, sondern bei der direkten Arbeit mit Laien und zwar mit sehr interessierten.

Die Präsentation zum Kongress der Kinder- und Jugendstimme in Leipzig war für meinen Kollegen Prof. Gunter Berger (Chor- und Ensembleleitung) und mich eine besondere Herausforderung. Sie gab die Initialzündung für ein erweitertes Projekt, in dem drei Generationen zusammen musizierten. Der Kanon „In achtzig Takten um die Welt" wurde von einer Studierendengruppe unterschiedlich arrangiert und nicht nur mit den Senioren, sondern auch noch mit Weimarer Schülern einstudiert und dann zusammen aufgeführt (Abb. 1). Diese wiederum besondere Erfahrung, die überaus positive Rückmeldung des Publikums in Weimar und der Kongressteilnehmer in Leipzig sowie aller Mitwirkenden wird uns auch in Zukunft anspornen, weitere derartige Projekte zu konzipieren.

Singanimation – generationenübergreifend

Thomas Holland-Moritz

„Gesang liebt Menge, die Zustimmung vieler:
er fordert das Ohr des Hörers
und Chorus der Stimmen und Gemüther." [3]

Eigentlich kann man es nicht besser sagen, als im oben genannten
Zitat von Johann Gottfried Herder, was der Workshop zum Thema
„Singanimation – generationenübergreifend" und seine didaktische
Reflexion vermitteln möchte: Es geht um das Singen in einer Atmo-
sphäre gegenseitigen Einverständnisses in Art, Stil und Inhalt zur
Ohr- und *Gemüthsergötzung* wie man in der Sprache Herders wohl
sagen müsste.

Selbstverständlich in einer Form, die Schwellen vermeidet und von
Beginn an zu Bereitschaft motiviert, mitzutun. Dies alles hat Auswirkungen auf Zieldefinitionen und Vermittlungsmethodik des Singlei-
ters und stellt – anders als beim traditionellen Chorsingen – besondere Ansprüche an die wichtigsten Bereiche der pädagogischen Kommunikation: Körperpräsenz, Körpersprache, Gestik und Umgang mit
unterschiedlichen Sprachebenen und die Auswahl dessen, was gesungen werden soll. Hierbei geht es im wesentlichen um Lied, Kanon und
leichte Mehrstimmigkeit. Doch beginnen wir bei der Frage, was es mit
dem Begriff der Generationen auf sich hat und zwar in aktueller Hinsicht.

Generationen – ein wissenssoziologischer Begriff

Wissenssoziologie ist ein Begriff, den Karl Mannheim Ende des vo-
rigen Jahrhunderts in die Soziologie eingebracht hat und in diesem
Forschungsbereich versuchte, die Bedingungen zu klären, unter denen
Wissen entsteht und gleichzeitig zu fragen, wie es kommt, dass eine
größere Menschengruppe auf ähnlichen Erfahrungen und vor allem
Erlebnissen aufbauend in der Lage ist, einen Generationszusammen-

hang zu bilden. Mannheim definiert selbst: „Durch die Zugehörigkeit
zu einer Generation,...ist man im historischen Strome des gesellschaft-
lichen Geschehens verwandt gelagert." [4]

Nun, gerade hier an dieser recht einsichtigen Definition entsteht das
Problem unserer oben erklärten Absicht, denn wir wissen alle, dass
gerade hier Unterschiede in Standpunkten, Sichtweisen und Herangehensweisen unterschiedlicher Generationen auftreten können, die
sich nicht selten bis zu Spannungen verdichten. Wo steht ein heute 8-
Jähriger im Vergleich zu einem heute 80-Jährigen, was unterscheidet
einen 15-Jährigen von einem 45-Jährigen in seinem musikalischen Geschmack und an welchem Kenntnis- und Fähigkeitsstand kann man
anknüpfen? Gibt es so etwas wie einen „musikalischen Generatio-
nenvertrag" bzw. können wir ihn durch pädagogische Einwirkungen
herstellen ?

Der Wandlungsprozess in unserer sogenannten Informationsgesell-
schaft hat sich auch auf das intergenerative Zusammenleben ausge-
wirkt und fördert heutzutage eher eine heterogene gesellschaftliche
Szene unterschiedlichster kultureller Identitäten, die sich oftmals her-
metisch gegen andere abgrenzen, als auf Integration hin zu wirken. In
der Normalbiographie eines Menschen innerhalb der heutigen Gesellschaft gebe es immer stärkere Verwerfungen und gewohnte Konzepte
des Verständnisses von Kindheit, Jugend und Erwachsenenalter seien
brüchig geworden beschreibt es Jutta Ecarius in einer entsprechenden
Studie zum Thema.[2]

Singen lernt man immer noch im primären Sozialisationsfeld

Singanimation als eine Form der lebendigen Chorpraxis im elementaren musikpädagogischen Arbeitsfeld ohne primär künstlerischen aber
um so stärker menschlich-verbindenden Anspruch ist durch die Krise
des Singens bedroht wie das Singen allgemein in Familie, Kindergarten, Schule und im breiten Betätigungsrahmen der disponiblen
Freizeit. Als gesichert darf heute gelten, was bereits vor Jahrzehnten
gemutmaßt wurde, dass nämlich ohne den Bezug zum singenden Gegenüber eine *Singfähigkeit* und *Singlust* nicht generiert werden kann.
Anders als die bürgerliche oder ländliche Großfamilie im 19. Jahrhun-

dert, die in der Tat noch Singinhalte, also vor allem Volkslieder, im wahrsten Sinne des Wortes „tradierte", hat der heutige Medienkonsum und der alltägliche Umgang mit moderner Kommunikationstechnologie zu einer gleichsam stimmnivellierenden Sprachverknappung geführt, die auch das Singen grundsätzlich betrifft. Sprechen bedeutet ja mehr, als nur Wörter und Sätze zu bilden. Die Aussage- und Vermittlungsformen von Sprachmelodie, Exklamation, Artikulation und Satzmelodie, das, was man Prosodie nennt, haben sich in erschreckender Weise zurückgebildet und tauchen nur noch rudimentär in entweder enthemmten oder intimen Lebenssituationen auf: z. B. im Fußball-Stadion und unter der Dusche z. B. Man hat in der Vergangenheit für dieses Phänomen den Begriff des „Badewannen-Tenors" geprägt.

Wo aber bleiben genutzte Singanlässe innerhalb der Familie als dem Boden, auf dem auch der differenzierte Umgang mit der Stimme keimt und wächst? Ohne die Problematik der heutigen Familienstruktur hier näher betrachten zu können, sei nochmals an die Untersuchungen von Jutta Ecarius erinnert, um im Bilde bleibend auch hier zu konstatieren, dass der Boden „brüchig" geworden ist.

Die Freude am Singen über Altersgrenzen hinweg

Im Superwahljahr 2009 wird gern die Solidarität der Generationen beschworen ohne danach zu fragen, an welchen gemeinsamen Erlebnissen und Erfahrungen hierbei angeknüpft werden kann und welche Bedingungen bildungspolitisch gestützt oder erst geschaffen werden müssen, um gemeinsame Anknüpfungspunkte zu ermöglichen. In welchem „historischen Strom" ist man denn hier „verwandt gelagert", wie es Karl Mannheim ausdrückte, um sich einander sinnvoll in Beziehung setzen zu können? Schon Friedrich Schleiermacher stellte 1826 die vernichtenden Frage: „Was will denn eigentlich die ältere Generation mit der jüngeren?"[5]

Diese Frage stellt sich unvermindert auch heute noch und sie stellt sich natürlich auch im Zusammenhang mit singpädagogischen Prozessen. Dabei darf man in diesem Bereich getrost davon ausgehen, dass sich die positiven Eigenschaften des Singens auf alle Generationen beziehen lassen. Hans-Günther Bastian ist in seinem Handbuch

der Chorleitung auf all diese Aspekte eingegangen in dem Wissen,
dass die Betrachtung des psychosozialen Umfeldes beim gemeinsamen
Singen zwar immer schon eine wichtige Rolle gespielt hat, heute aber
noch viel differenzierter bei allen sing- und chorpraktischen Überlegungen einbezogen werden muss. Er hat diese Betrachtung in einem
Schema dargestellt, das Gruppensingen über 4 Wirksamkeits-Säulen
zu einer angenommenen Verbesserung der Lebensqualität führt.
Hierbei werden unterschieden [1]:

Klinische Wirkungen	Publikum-Chor-Reziprozität	Gruppen-partizipation	Mentales Engagement
Introspektion Emotionales Bewusstsein Katharsis Emotionale Heilung	Teilnahme Stolz Neuausrichtung des Selbstkonzeptes Erhöhtes Selbstwertgefühl	Soziale Interaktion Verbesserte Kommunikation Zugehörigkeit Gelegenheit für Flow-Erleben	Konzentration Kognitive Stimulation Geordnete Ge-dankenprozesse Gelegenheit für Flow-Leben

Eine Chance dem Schwund des Singens entgegenzuwirken

Gelingt es Singprozesse in Gang zu setzen, die als Erlebnisqualität im
Sinne des zuletzt genannten didaktischen Schemas zur Wirkung kommen, sind dies häufig auch Prozesse, von denen sich unterschiedliche
Generationen angesprochen fühlen. Fast wie von selbst kann so eine
kreative Gruppensituation entstehen, die durch Impuls und Rückkop-
pelung einen natürlichen musikalischen Kommunikationsfluss erhält.
In einem solchen Kommunikationsfluss entsteht dann eine stimmliche Offenheit, die auch über Altersgrenzen hinweg tragfähig wird
und Verbindungen im praktisch-musikalischen Vollzug ermöglicht,
die sonst eher zu den Ausnahmeerscheinungen bei der Begegnung
mehrerer Generationen gehören. Dennoch sollte nicht verschwiegen
werden, dass hier auch Kulturidentitäten in einer geradezu schrof-
fen Weise aufeinandertreffen könnten, wenn nicht in wohlüberlegter
Vorbereitung ein „Interessenausgleich" geschaffen wird. Da sind also
Fähigkeiten des Leitenden gefragt, ohne die auch bei bester fachlich-
musikalischer Kompetenz nur selten ein Erfolg eintreten wird:

- Empathie

- Spontanität

- Nonverbales Kommunizieren durch vielfältige gestische Impulse

- Reaktionsvermögen und eine gewisse Form von „Schlagfertig-keit" im verbalen Führen der Singaktion

- Geduld und Fantasie mit unterschiedlichem Auffassungstempo der Gruppe umzugehen

- Beherrschung unterschiedlicher Sprachebenen

Zur Frage der Liedauswahl

Hier ist der sicherlich sensibelste Bereich des Themas angesprochen, denn gleichen Geschmack über mehrere Generationen zu transportie-ren dürfte der Quadratur des Kreises gleichkommen. Aber Singani-mation bedeutet eben auch, den Mut zum Experiment zu haben und ein Angebot zu machen, das durchaus ästhetischen Kriterien stand-halten kann. Es gilt also:

- Neues zu vermitteln

- wertvolles Altes zu beleben

- für Unbekanntes zu öffnen

Was bietet sich da nicht alles an:

- Das *Volkslied* im herkömmlichen Sinn, das bei der älteren Gene-ration eher auf Verwurzelungen stoßen wird, als bei den Jünge-ren.

- Es gibt aber auch schon Mitglieder der älteren Generation, die mit den Beatles aufgewachsen sind und sich hier mit den wie-derbelebten *Songs* bei der jüngeren Generation kulturidentifi-zierend treffen können.

- Das *Kinderlied* in traditioneller Ausprägung als einer Spezial-
  form des Volksliedes und repräsentiert in zahllosen Beispielen
  der jüngsten Zeit in Vertonungen durch Komponisten und Lie-
  dermacher mit zeitgemäßen Texten und z. T. multistilistisch
  im melodischen Gehalt ist oft schon per se ein Lied von Alt zu
  Jung, also gemacht, um vom Erwachsenen zum Kind weiterge-
  reicht zu werden.

- Die Form des einfachen geselligen Kanons, der sich aus melodisch griffigem Material zusammensetzt und eine erste Form der
  Mehrstimmigkeit ermöglicht.

- Die *einfache Mehrstimmigkeit* vom Austerzen der Melodie bis
  zur aus dem Stegreif unterlegten Bass-Linie

- Das *harmonische Pattern*, das auch der Jazz-Improvisation das
  Fundament liefert, kann in einfachen Abfolgen Grundlagen ei-
  ner spontanen melodischen Begrüßungs- oder Verabschiedungs-
  Endlosschleife sein

An einem Beispiel aus dem eigens für den Workshop zusammenge-
stellten Liedblatt möchte ich die verschiedenen Ebenen des spontanen, offenen und animativen Singens, das unterschiedliche Generationen musizierend zusammenführen kann, exemplarisch verdeutlichen.
(siehe Abb. 1)

Das aus den USA der Pionierzeit stammende Kinderlied besingt einen
Archetypus, der den Generationen trotz rasanter technischer Veränderungen wohl noch gleichgewichtig vor Augen steht. Ganz zu schwei-
gen von der musikalisch-elementaren Assoziation, die uns bei der Vorstellung eines anfahrenden Zuges vor allem rhythmisch und lautma-
lerisch ergreift.

Die schwungvolle nach untenausschwingende Dreiklangsmelodie und
der motorische Rhythmus durch die Sechzehntel-Repetition auf dem
Taktschwerpunkt verbunden mit der lautmalerischen Silbenkombina-
tion des „cha,cha,cha..." und im weiteren Melodieverlauf als „deck,
deck, deck" und „track, track, track..." baut durch ihren geräusch-
imitierenden Effekt unmittelbar eine Atmosphäre zum Mitmachen
auf. Elemente der Körperpercussion durch Reiben der flachen Hände
auf den Oberschenkeln unterstützen die Geräuschimitation und den

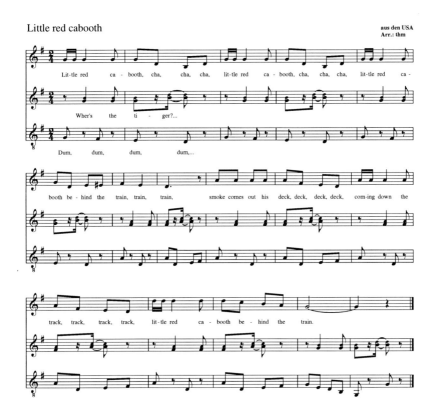

Abb. 1: Notenbeispiel

unterschwelligen „Drive", der bereits in der Melodie verborgen ist. Solche einfachen Begleitformen, die jedem erreichbar sind, schaffen schnell eine entspannte Musiziersituation und öffnen darüber hinaus nicht nur „Blockaden", sondern ermöglichen ein gemeinsames Tempo-Feeling. Selbstverständlich wird das Tempo allmählich gesteigert. Für die Kinder in der Gruppe wird sich die Melodie des Eisenbahnlie-des im englischen Originaltext mit Hilfe der Erwachsenen schnell erschließen. Und wer noch nicht wusste, das „little red cabooth..." das kleine Bremserhäuschen am Ende des Zuges ist, aus dem eben-

falls Rauch aufsteigt, weil hier ein Ofen den Bremser – ein inzwischen natürlich nicht mehr existierender Beruf – bei langen Strecken
vor allem im Winter das Aufwärmen ermöglicht, bekommt dies vom
Singleiter erläutert. So ergeben sich wunderbare auflockernde sprachliche Einschübe, die das schlichte Lied zu einem kleinen Ausflug in
die Eisenbahnergeschichte erweitert und für eine animierende Mode-
ration viele Ideen bereithält.

Dass diese Geschichte dann auch noch einen Schlenker in die Hi-
storie des Jazz machen kann, liegt an dem glücklichen Umstand einer Quodlibet-Verbindung zum berühmten „Tiger-Rag", einem Jazz-
Standardtitel der frühen Swing-Epoche. In Austerzung gesungen ergibt er eine „pfiffige"Überstimme zur Hauptmelodie. Auch die sehr
eingängige Bass-Linie für die Männerstimmen in der Gruppe könnte
einer Dixi-Combo abgelauscht sein. All dies ermöglicht einen im End-
stadium „4-stimmigen-Chor", in dem alle Generationen ihren stimmlichen Beitrag einbringen können. Das haben 4 Workshopgruppen aus
Kindern und Erwachsenen unterschiedlichen Alters auch mit großer
Begeisterung getan und wurden so schnell zu einer Einheit, die Kinder-
und Erwachsenenstimme sinnvoll und gegenseitig impulsgebend im
Sinne des Symposium-Themas zusammenführte.

Literaturangaben

[1]   Bastian H G , Fischer W (2006) Handbuch der Chorleitung,
       Mainz (Schott), S. 57

[2]   Ecarius J (2002) Familienerziehung im historischen Wandel.
       Eine qualitative Studie über Erziehung und Erziehungserfah-
       rungen von drei Generationen, Opladen (Leske+Budrich)

[3]   Herder J G (1975) Stimmen der Völker in Liedern, hrsg. v.
       H. Rölleke, Stuttgart Reclam), S. 167

[4]   Mannheim K (1964) Wissenssoziologie, Soziologische Texte
       28, Berlin und Neuwied (Luchterhand), S. 527

[5]   Schleiermacher F (1983) Ausgewählte pädagogische Schriften,
       Paderborn, 3. Aufl., S. 38

Für die vokale Gleichberechtigung – Duale Singerziehung: Wie man die Singverweigerer in die Gemeinschaft zurückholt

HANS-JÖRG KALMBACH

Den ersten Paukenschlag für den Workshop „Für die vokale Gleichberechtigung – Duale Singerziehung" lieferten die Leipziger Kinder selbst, die sich außerordentlich mutig oder auch sanft von den Eltern gedrängt für eine kleine sängerische Demonstration zur Verfügung gestellt hatten. Sicherlich hatte das Thema „Wechselwirkungen zwischen Erwachsenen- und Kinderstimmen" des 7. Leipziger Symposions zur Kinder- und Jugendstimme den couragierten „Versuchskaninchen" schon im Vorfeld klar gemacht, dass es sich mit ihrer Stimme befassen würde, wahrscheinlich mit dem Singen. Wer aber nun fühlt sich für das Singen „zuständig"?

Immerhin war man in Leipzig, der Stadt Johann Sebastian Bachs und Felix Mendelssohn-Bartholdys und Tummelplatz zahlloser Musiker-Berühmtheiten, der Heimat der Thomaner und der „Prinzen": wie steht es da um die Kinder in ihrem Verhältnis zum Kulturgut Gesang? Wie denken die Eltern, wenn sie ihre Sprösslinge zu einer kurzen öffentlichen Präsentation elementarer Stimmbildung anregen?

Da war gerade auch hier die Proportion eine kleine Überraschung. Eine muntere Schar von mehr als einem Dutzend singbereiter Mädchen standen nicht einmal einer Handvoll schüchterner Buben gegenüber, die sich offensichtlich eher verirrt hatten (sie waren aus Neugier mitgegangen); gerade einmal einer hatte sich den Singversuch dezidiert vorgenommen. Ist also das Vorbild der weltberühmten Sängerknaben doch nicht der große Anreiz, dass Leipziger Jungen im Singen eine größere Herausforderung sehen als andernorts? Die Leipziger Kinder hatten also – ohne Absicht – die Thematik „Um die vokale Gleichberechtigung muss wieder gekämpft werden" leibhaftig unterstrichen; ein wunderbarer Auftakt und roter Faden für die Notwendigkeit neuer Singmodelle und Ausbildungswege.

Ein Kanon Jan Benders aus dem leider vergriffenen Singbuch „Der Eisbrecher" bezog das Publikum mit praktischem Tun in das Motto „Wiedergewinnung der Verweiger" mit ein: „Singen tut man viel zu wenig, singen kann man nie genug. Frisch gesungen – froh gelaunt: und so meistert man das Leben, dass man selber staunt."

So klar und prägnant der Kanon die Segnungen und Chancen des Singens beschreibt, so unbekannt war er doch einem Großteil der illustren Zuhörerschaft von Fachleuten und Gesangsinteressierten. Dem Wunsch, ihn den Workshop-Teilnehmern zur weiteren Verbreitung und zum regen Gebrauch zukommen zu lassen, soll hier entsprochen werden (Abb. 1).

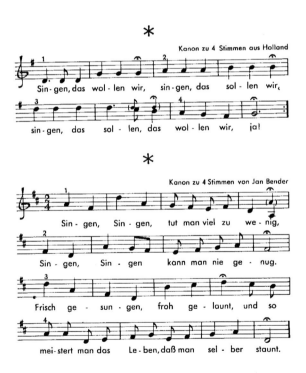

Abb. 1: Notenbeispiel

Wie in früheren Schultagen erhob sich zum Beginn der vier Workshops ein imposanter Gesang, der die flächendeckende Misere des Singens ein paar Minuten vergessen und sogar männliche Stimmpräsenz eindrücklich hörbar machte. „Singspezialisten eben" ist man geneigt zu sagen; die breite Masse hat sich hiervon längst verabschiedet.

Woher rührt nun diese weitgehende Verwahrlosung der Singkompetenz? Eine Fragerunde im Publikum versuchte Antworten zu finden, wo die Keimzelle für die spätere Zuwendung zum Singen gelegt wurde. Wurde das Singen im Elternhaus gepflegt, von der Mutter oder auch vom Vater? Was geschah im Kindergarten – hier garantierten Generationen von „Kindertanten" auch nach dem Krieg noch die Singbegeisterung von Kindesbeinen an, die sich in den Schulen fortsetzte. Die heutige „Erzieherin" singt nur noch in den wenigsten Fällen. Es ist leider keine Ausnahme mehr, dass bei der Abschlussfeier einer Fachschule für Sozialpädagogik kein einziges Lied erklingt – abgesehen von einem Duett zweier Lehrerinnen, das als Highlight gefeiert wird.

Diese Verkümmerung der Singkompetenz bei den ErzieherInnen kann schon als dramatisch bezeichnet werden; rühmliche Ausnahmefälle können wenig darüber hinwegtrösten. Das überwiegend weibliche Lehrpersonal an den Grundschulen motiviert die Buben nur sehr begrenzt zu musischem Tun; sie sehen ihre Stärken in ihren vermeintlichen Spezialgebieten, als da wären Bewegungsdrang und körperliche Ertüchtigung (durchaus auch Raufereien), technisches Können und Computer („Singen ist Weiberkram!"). Sie identifizieren sich weniger mit einer Lehrerin, die das weibliche Interessenspektrum repräsentiert, als mit einer männlichen Person, die das Singen mit markanter Männerstimme sogar zu einem besonderen Erlebnis machen kann. Außerdem steht das Bewusstsein vieler Lehrenden beiderlei Geschlechts, mangels eigener Erfahrungen Singbegeisterung nur bedingt entzünden zu können, einer Grundsteinlegung für eine lebenslange Beschäftigung mit der eigenen Stimme im Weg.

In der Endphase der Knabenstimme, durch die Akzeleration bisweilen stark verkürzt (es gibt schon Elfjährige, die in die Mutation geraten), gibt es noch eine bescheidene Chance, männliche Singverweigerer „abzuholen" und ihnen über die schwierige Phase der Pubertät hinweg zu einer dauerhaften Beziehung zu ihrer Stimme zu verhelfen (den größten Erfolg erzielen hier überzeugende Schulmodelle, wie weiter unten beschrieben).

In gemischten Formationen freiwilliger Einrichtungen besinnen sich die männlichen Sänger meist auf ihr Rollenverständnis (stark, cool, keine Gefühle zeigen) und üben sich bevorzugt in Ablehnung und Störmanövern, weil eben Knaben häufig ihren gleichaltrigen Altersgenossinnen deutlich unterlegen sind. Da zählen Muskeln und Imponiergehabe.

Die weibliche Dominanz in Singeinrichtungen verletzt unterbewusst ihren Stolz, musisch interessierte und tätige Knaben und Männer werden zu Exoten. Die Musikwissenschaftlerin Ann-Christin Mecke bringt dieses Phänomen in ihrem Aufsatz „Ihr aber seid nicht geistlich, sondern fleischlich – Warum Mädchen nicht in Knabenchören singen" auf den Punkt:

Betrachtet man Bilder von gemischten Kinderchören, etwa den Kinderchören von deutschen Opernhäusern oder Rundfunksendern, deutet zunächst einmal nichts auf eine Benachteiligung oder Unterrepräsentation von singenden Mädchen hin: Die meisten Kinderchöre bestehen zu geschätzten 90% aus Mädchen; drei bis vier Jungen, offenbar robust gegenüber Hänseleien ihrer Geschlechtsgenossen, mischen sich in eine Gruppe aus 20-30 Mädchen. Mädchen haben also offenbar keinerlei Schwierigkeiten, ihre Freude am Singen auszuleben und eine entsprechende Stimmbildung zu erhalten.[1]

Rühmliche Ausnahmen sind besondere Schulmodelle: speziell an musischen Gymnasien, wo das Singen im Chor eine Prestigeangelegenheit ist, ist der systemimmanente Anreiz zum Leistungsbeweis durchaus gegeben, wobei die Jungen immer noch eine Minderheit darstellen (es sei denn, sie sind in einer reinen Knabenschule unter sich). Die Anerkennung im schulischen Umfeld kann hier (auch in gemischten Klassen) den Wert des Singens enorm steigern.

Der Autor dieses Artikels nahm an einem Frankfurter Gymnasium mit Musikschwerpunkt einen Lehrauftrag wahr. Dieser beinhaltete auch die Leitung eines Unterstufenchores. Zwei Jahre lang bot sich dem Chorleiter das übliche Bild: Etwa 30 motivierten Mädchen standen zwei bis drei mäßig begabte Jungen gegenüber, die den erfolgreichen Probenverlauf eher behinderten als beförderten. Der Wunsch nach einer pflegeleichteren Sängerschaft lag durchaus nahe.

Mit Einverständnis der Schulleitung und der Fachschaft Musik wurde im dritten Jahr ein Neuanfang gewagt. Es gab nunmehr zwei Unterstufenchöre aus den Klassen 5 und 6: ein Mädchenchor und ein Knabenchor. Die Mädchen schafften sogar eine leichte Steigerung: es fanden sich etwa 35 Mädchen zum Singen ein. Die Jungen übten sich zwar immer noch mehr in Zurückhaltung, aber es waren doch – man staune – gute zwanzig Interessenten, aus denen sich eine zuverlässige Gruppe von mehr als fünfzehn Singwilligen bildete. Und siehe da: bei Konzerten standen sie ihren Geschlechtsgenossinnen keineswegs nach – ihre Präsenz und Stimmgewalt beeindruckten.

Ein neues Phänomen ist sehr zu begrüßen: immer mehr Singklassen werden bundesweit ins Leben gerufen, in Anlehnung an erfolgreiche Bläser- und Streicherklassen-Experimente; Niedersachsen war bei den Vorreitern. In der Heimat des Autors, Baden-Württemberg, sind gleichfalls Schulversuche in dieser Richtung zu vermelden.

Ein Schulprojekt neuesten Datums entstand im Herbst 2009 in der Nähe von Stuttgart. Eine Realschule entschloss sich, alle fünften Klassen mit Zusatzunterricht in Musik zu versorgen, wahlweise in Bläser- oder Singklassen. Beim Start meldeten sich 62 Schülerinnen und Schüler zum Singen – 30 Jungen und 32 Mädchen. Hat also die Schule doch das beste Potenzial, die Singmuffel aus der Reserve zu holen? Man könnte es vermuten.

Da der Unterricht dieser Singklassen von einer Lehrerin und einem Lehrer erteilt wird, gibt es zahlreiche Möglichkeiten der gemischtgeschlechtlichen und getrennten Unterweisung. So wird das Selbstbewusstsein jeder Gruppe ausgeprägt und gestärkt. So ist dies schon ein vollgültiger dualer Ansatz. Die Diskussion um eine geschlechtersensible Erziehung liegt ohnehin im Trend: Koedukation und Seedukation jeweils da, wo es Sinn macht.

Da die Jungen nicht nur in ihrer Zuwendung zum Singen, sondern im allgemeinen Vergleich hinter die Mädchen zurückfallen, wird die Jungenproblematik in den Medien und auch bei den politischen Entscheidungsträgern immer mehr wahrgenommen. Die aufstrebende weibliche Konkurrenz verschärft die Krise der Jungen, wie im Geo-Magazin schon 2003 in Heft 3 beschrieben ist:

„JUNGS – werden sie die Sorgenkinder unserer Gesellschaft? Ein richtiger Junge – wie sieht der eigentlich aus? Stark soll er sein,

*aber kein Rambo. Sensibel soll er sein, aber keine Heulsuse. Aktiv
soll er sein, ohne als Zappelphilipp aufzufallen. Die Erziehung von
Jungen war schon immer eine Gratwanderung, und heute ist sie es
mehr denn je: weil sich bei Pädagogen und Psychologen die Erkenntnis durchsetzt, dass Jungen nicht das 'starke Geschlecht' sind, für das
man sie lange gehalten hat..."*[2]

In Übereinstimmung mit den oben gewonnenen Erfahrungen in den
neuen Singklassen schreibt das Schulministerium Nordrhein-Westfalen auf seiner Website über Jungen- und Mädchenprojekte:

*Das Arbeiten in einer geschlechtshomogenen Gruppe stellt eine wich-
tige Ergänzung zum koedukativen Unterricht dar. Die Jungen können
durch die vorübergehende Aufteilung erfahren, dass Spiel und Arbeit
sowohl in geschlechtshomogenen Gruppen wie auch in gemischtgeschlechtlichen Gruppen selbstverständlich ohne Abwertung des anderen Geschlechts möglich ist. Sie erfahren dabei auch, dass dies eine
besondere Qualität ist und eine solche „Streitkultur" sogar aufwertet
und Freude machen kann.*

*In den Schulprojekten geht es darüber hinaus um ein „anderes Ler-
nen". Das heißt vor allem: hier wird dem oft großen bzw. „anderen"
Aktivitätsbedürfnis der Jungen entsprochen. In Projekten wird versucht, eine Balance zwischen körper- und bewegungsorientierten und
kooperativen oder reflektierenden Aufgaben zu halten...*

*Die Auswertung der Projekte zusammen mit den Lehrerinnen und
Lehrern belegt, dass der Ansatz Wirkung zeigt. Bezeichnenderweise wird sehr erkennbar, dass durch die homopädagogische Arbeit der
Kontakt und das Verhältnis im heterosozialen Zusammenhang, d.h.
zwischen Mädchen und Jungen deutlich besser werden. Ein respekt-
vollerer Umgang zwischen Jungen und Mädchen sowie zwischen den
Jungen untereinander sind Effekte, die längere Zeit nach dem Training erhalten bleiben.*[3]

Die wenigen bisherigen Eindrücke aus dem baden-württembergischen
Singklassen-Projekt scheinen dies zu bestätigen. (Freilich sind regel-
rechte „Erfolgsmodelle" vornehmlich in dualen oder geschlechterge-
trennten Ausbildungsformen zu finden, siehe unten.)

Eine weit gehende vokale Gleichberechtigung ist wegen unterschiedlicher Ausgangslagen nur mit getrennten pädagogischen Herangehens-

weisen durchzusetzen, da die Voraussetzungen zu ungleich sind. Historisch gesehen war es nur dem Paulusgebot zu verdanken („mulier taceat in ecclesia"), dass der Männergesang in der kirchlichen Umgebung dominierte. Und die Knabenschulen früherer Tage ließen kein Konkurrenzdenken aufkommen. Heutzutage ist das vollkommen anders – der Knabe steht in einer harten Lebenswirklichkeit mit viel Wettbewerb und Gegenwind. Kraftbetontes Auftrumpfen scheint hier ein Ausweg. Dagegen ist Singen vermeintlich kein geeigneter Weg zu Anerkennung und zur Selbstentfaltung. Die Singverweigerung ist programmiert.

Die deutsche Chorlandschaft klagt demzufolge nicht über Frauenmangel wegen der besagten koedukativen Praxis der „Kinderchöre" (zugunsten weiblicher Übermacht), es wird ein gravierender Männerstimmenmangel beweint. Das bekannte Verhältnis „ein Knabe auf zehn Mädchen" reduziert die männliche Präsenz; die wenigen Alibiknaben singen eventuell nach dem Stimmwechsel weiter, wenn ihnen eine Chance zu dessen reibungslosem Überstehen (ein unbewältigtes Problem landauf, landab) geboten wird. Betreuung ist hier dringend angesagt, wird aber selten angeboten. Dass Stimmbeobachtung während der Mutation die weitaus beste Möglichkeit der nachhaltigen Stimmpflege ist, wird von alten Lehrmeinungen verneint. Die häufig verordnete Zwangspause signalisiert aber Stillstand, Kompetenzverlust, Unfähigkeit. Derart Gebrandmarkte verabschieden sich oft in diesem Stadium von ihrer Singstimme als Ausdrucksmittel. Auch hier sind die Knaben und jungen Männer meist die Verlierer.

So ist ein solches Abkoppeln von der musischen Schiene in zahlreichen Fällen lebenslang. Wenn der Knabe seine Stimme nie entdeckt hat, wird er sie in den wenigsten Fällen nach dem Stimmwechsel fördern oder nutzen. Hinter der Kotzbrockenfassade steckt eine verletzliche Psyche: die Versagensangst erlaubt keine Experimente. Die Verweigerung bleibt.

Sicherlich wird sich hier mancher Einspruch erheben: Es gibt doch Ausnahmen. Woran liegt es, dass in manchen Orten ein verblüffendes Angebot an Männerstimmen herrscht, dass Männerquartette, Männerensembles und Männer-Kammerchöre aus dem Boden schießen?

Hier treten die Verfechter der dualen Singerziehung auf den Plan. Wo das im Blick auf das Singen „schwache" Geschlecht – die Knaben und Männer – nicht das Opfer der viel gepriesenen Koedukation wird, entwickelt es seine Fähigkeiten zur größten Reife und erhält Selbstbestätigung und ein Wertgefühl, das sie zum lebenslangen Durchhalten befähigt. Sprich: Im Rudelverhalten wird die Knabenstimme typgerecht gefördert und geschult; diese Errungenschaft für das spätere Leben als erwachsener Sänger zu erhalten, ist den meisten Knabenchormitgliedern ein Anliegen.

Fazit: wer Männerchöre will, muss Knabenchöre unterhalten, und wer dies ignoriert, bekommt ein Spiegelbild der Kinderchorlandschaft: die Frauenpower erschlägt die eingeschüchterten Vertreter des männlichen Geschlechts. Selbst ein erfahrener Chorerzieher wie Ernst Leopold Schmid, Leiter der Landesmusikakademie Nordrhein-Westfalen in Heek, weiß trotz langjähriger Tätigkeit beim Tölzer Knabenchor keinen Rat zum Mangel an Männerstimmen. Über die Deutsche Presseagentur ließ er vermelden:

Deutschlands Chören fehlt der Nachwuchs

Deutschlands Chöre sind in Not: Sie leiden unter „katastrophalem Männermangel". So formuliert es der Direktor der Landesmusikakademie Nordrhein-Westfalen im westfälischen Heek, Ernst Leopold Schmid. „Die Buben singen nicht. Das Mittelalter hat weder Lust noch Erfahrung, und die älteren Herren sterben uns überall weg." Ersten gemischten Gesangsgemeinschaften sei bereits die Puste ausgegangen.

„Andere proben nur noch, können aber bei einem Männeranteil von oftmals deutlich unter einem Drittel nichts mehr aufführen, darunter in diesem Jahr zum Beispiel auch der Akademiechor selbst." Um der drohenden Stille vorzubeugen, haben die deutschen Musikverbände Maßnahmen eingeleitet, die an der Wurzel ansetzten. Diese Wurzel liegt nach Schmids Auffassung in Gesellschaft und Familie...

„Die Nachkriegsgesellschaft hat das Musische dem weiblichen Geschlecht zugeordnet", meint Schmid, „in den Familien wird nicht mehr gesungen." Die Eltern müssten deshalb erst selbst wieder singen lernen, um mit ihren Kindern singen zu können...

„Wenn keine Grundlagen da sind, ist der Nachholbedarf so groß, dass die meisten rasch die Lust verlieren."

...

Jungen spielen lieber Fußball oder am Computer

Franz-Leo Matzerath, Lehrbeauftragter für Chor- und Orchesterleitung an der Universität Dortmund, führt den Mangel an Männerstimmen vor allem auf das größere musische Interesse von Mädchen zurück: „Mädchen sind im allgemeinen erheblich aufnahmebereiter und kulturinteressierter als Jungen." Auch Schmid hat die Erfahrung gemacht, dass deshalb Mädchen in der Pubertät schon musikalisch so viel „drauf" hätten, dass sie beim Üben leichter durchhielten und weitermachten und dann oft bis ins hohe Alter durchsängen.

Jungen dagegen spielten lieber Fußball oder am Computer, meint Matzerath. Während sich Jungen vor aktivem Musizieren, insbesondere dem Singen, regelrecht drückten, drängten sich Mädchen in der Schule geradezu danach. Deshalb seien auch Chorproben mit Jungen oft wenig vergnüglich, sagt Matzerath, der selbst einen Kinderchor leitet: „Jungen legen ein ungeheures Imponiergehabe an den Tag, stiften nur Unruhe und sind für eine Zusammenarbeit mit Mädchen nur seltenst zu gebrauchen."[4]

Es sei denn...

Die duale Singerziehung bietet beiden Geschlechtern die optimalen Chancen einer umfassenden, Erfolg verheißenden vokalen Ausbildung – und die Gleichberechtigung für die Schwächeren, die im direkten Konkurrenzkampf unterlegenen Jungen. Ihr Motivationspotenzial ist in der direkten Ansprache als „Jungen" und „Männer" gleich entwickelt wie das der Mädchen. Reine Knabenchöre, ursprünglich ein historisches und scheinbar überholtes Modell, haben in der Regel keine Nachwuchsprobleme, werden sogar in jüngster Vergangenheit in erstaunlichem Maße neu ins Leben gerufen. In Knabenchor-Hochburgen herrscht kein Männerstimmenmangel – man wundert sich. Hier ist eben Singen kein „Weiberkram".

In Hamburg startete eine bemerkenswerte Initiative unter dem Titel: „Jungs mit starker Stimme" – Der Landesmusikrat Hamburg betreibt bundesweit vorbildliche Imagekorrektur. In der Ausschreibung heißt es:

Einmal ehrlich: Was verbindet man(n) gemeinhin mit einem Männerchor? Meist doch wohl jenes Klischee von dickbäuchigen Barden, die im rauchgeschwängerten Bierdunst von Gasthaus-Nebenzimmern den

„Jäger aus Kurpfalz" anstimmen. Zusammen mit der nicht ganz unbelasteten Geschichte des Männerchorwesens im frühen 20. Jahrhundert dürfte dieses Image mit ursächlich dafür sein, dass sich unter den rund 60.000 Chören in Deutschland immer weniger Männerchöre finden. Höchste Zeit also, hier gegenzusteuern.

Ute Hermann, die Geschäftsführerin des Landesmusikrates Hamburg, hatte da eine zündende und zugleich bundesweit vorbildliche Idee. Unter dem Motto „Jungs mit starker Stimme" kreierte sie die „Tage der Knaben- und Männerchöre", um zu beweisen, dass „mann" sehr wohl singt. Und eben nicht nur das Lied vom kurpfälzischen Jäger.[5]

Die Gesunden bedürfen des Arztes nicht. Der Girls' Day hat nicht das musische Tun, das Singen und Musizieren im Visier. Mädchen brauchen die Gleichberechtigung im Singen nicht zu fordern, weil sie in der besseren Position sind.

Das soll keinesfalls bedeuten, dass die sängerische Motivation der Mädchen in trockenen Tüchern ist – man darf das unbeirrte Werben auch bei ihnen nie vernachlässigen. Immerhin ist es ja eine schmerzliche Beobachtung, dass die Mädchen durchaus offen für ehemals rein männliche Untugenden sind (Beispiel Gewaltbereitschaft – unmäßiger Alkoholkonsum). Sie müssen deshalb ständig für ihre höhere Aufgeschlossenheit im Musischen und um Singen neu begeistert werden. Immerhin ist inzwischen trotzdem klar, wer im Singen das Starke und das schwache Geschlecht ist.

So war das Fazit vieler Wortmeldungen der Workshops und etlicher Projektberichte: Mann muss abgeholt werden, sonst verharrt er in der Passivität. Am besten ist er in der sensiblen Findungsphase „unter sich" – mit dem so gestärkten Rückgrat besteht er später nahezu jegliche Konfrontation. Die bekannten Knabenchor-Modelle funktionieren.

Um so auffälliger ist es, wie stark die Anstrengungen sich abseits der Hochburgen auf die Verlierer, die Verweigerer, das Sorgenkind Knabe konzentrieren. Warum so viel Wirbel um die Jungen, die doch anderswo als spektakuläre Wunderkinder gefeiert werden?

Betrachtet man die Thomaner: das Aushängeschild wirkt sich kaum aus auf die Normalverbraucher. So müssen die traditionsreichen Sängerknaben irgendwie wie Außerirdische betrachtet werden, die breite Masse unterliegt den Klischees ebenso wie die Menschen auf dem flachen Land. Das Beispiel eines singenden Knaben, so leuchtend es auch in Leipzig sein mag, ist nicht als Motivation für den Durchschnittsbuben geeignet.

So war es nicht verwunderlich, dass die Workshop-Teilnehmer nicht in allen Fällen die praktische Arbeit mit einem mehr oder weniger talentierten Knaben erleben konnten. Erfreulich: Es gab (erwartungsgemäß) engagierte Mädchen aller Leistungs- und Einstiegsstufen, die mit erfrischender Offenheit selbst den direkten Kontakt mit dem Publikum nicht scheuten.

Natürlich war der „praktische Teil", die stimmbildnerischen Experimente mit mutigen Kindern unterschiedlichster Voraussetzung, von Überraschungen und Unwägbarkeiten geprägt. Da nichts geprobt wurde, waren auch die Erkenntnisse aus der Veranstaltung nicht klar vorherzusehen. Eine spannende Erfahrung war es zweifellos, dass die Beschreibung des Workshops mit der unmanipulierten Wirklichkeit des Praxisteils vollkommen übereinstimmte – wie hieß es noch? *„Die Mädchen sind auf der Überholspur – die Jungen fallen immer noch weiter zurück."*

Alle angetretenen Kinder, Jungen wie Mädchen, schienen mit dem Phänomen Einzelstimmbildung keine Erfahrung zu haben. Um so erfrischender war es, dass Kinder keine Berührungsängste mit ungewohnten Methoden zu haben scheinen – sogar vor einem mehr oder minder angestrengt lauschenden Fachpublikum.

Dass eine gesteigerte Neugier an der Stimmbildung mit Kindern auch hier zu vermelden war, belegt deutlich, dass diese Arbeit in Deutschland noch keineswegs zum Musikschulalltag gehört. Einige der Leipziger SängerInnen hatten durchaus Singerfahrung im Schulchor, die sich auch positiv in der stimmlichen Einzelbetreuung auswirkte. Jedoch war dies für sie neu und unbekannt.

Warum ist es hierzulande so wenig üblich, Schüler mit dem Interesse an Chorsingen in Einzel- oder Gruppenstunden auszubilden? Keiner käme auf die Idee, einer Big Band beizutreten, ohne vorher den entsprechenden Instrumentalunterricht genossen zu haben. Oder in einem Kammerorchester mitzuwirken und sich dort die dritte Lage auf der Violine erklären zu lassen.

Der Sänger wird einem mysteriösen Schicksal überlassen: kennt er seine Stimme, seinen Umfang, seine Übergänge, sein Potenzial? Wohl nein, dennoch wird er ins kalte Wasser geschmissen und aufgefordert, das Schwimmen selbstständig zu üben, während er gegen das Untergehen heftig paddelt.

Woran liegt es, dass der Chor als Einrichtung so unterbewertet wird? Weil die Mär „Jeder kann singen" noch in den Köpfen herumgeistert, während ganze Generationen schon verstummt sind? Weil das Instrument Stimme zum Nulltarif zur Verfügung steht und deshalb oft sträflich malträtiert wird? Weil der Dilettantismus bei den Singenden noch weit überwiegend die Regel ist, während die Instrumentalisten immer höhere Gipfel erklimmen?

Es bedarf dringend einer Aufwertung des Singens, des Chores und der Stimme als vollgültiges Musikinstrument. Die Singfähigkeit ist kein Schicksal, kein böser oder guter Zufall, nicht hauptsächlich Naturbegabung oder reine Temperamentsache. Das spielt alles eine gewichtige Rolle, aber das ausschlaggebende Kriterium ist immer noch „Üben – Üben – Üben".

Der Blockflötenunterricht für ganze Heerscharen von Kindern ist längst flächendeckend durchgesetzt; Bläser- und Streicherklassen dank generösen Sponsorings und einer neuen Aufbruchstimmung (Jedem Kind ein Instrument – eine löbliche Initiative) schießen aus dem Boden; der Klavierunterricht für höhere Töchter und Söhne hat sich längst zu einer Volksbewegung trotz hoher Anschaffungskosten eines Pianos fortentwickelt.

Singklassen sind glücklicherweise auf dem Vormarsch. Die Lernbarkeit des Singens als Phänomen, das den gleichen Rang wie das instrumentale Musizieren beansprucht, ist aber keinesfalls angekommen bei den Verantwortlichen.

Daraus erklärt sich wohl das große Interesse an den relativ unspektakulären ersten stimmlichen Gehversuchen der Leipziger Kinder, die sich dem Experiment gestellt hatten. Immerhin ergaben sich häufig kräftige Aha-Effekte, und keines der Kinder ging ohne spürbaren Fortschritt von der Bühne ab, wo sie sich mit unwahrscheinlichem Mut vor einer unübersichtlichen Zuhörerkulisse präsentiert hatten.

Der schönste Eindruck war das fraglos gestärkte Selbstbewusstsein der meisten Probanden, das sich bis zum fröhlichen Kräftemessen mit dem Publikum steigerte – die Sängerinnen auf der Bühne nahmen es im Kanonsingen mit dem ganzen Saal auf.

Repräsentativ war bei den vier Workshops keine der öffentlichen Unterrichtseinheiten – zu sehr hatte Meister Zufall die Unterrichtssituation vorbestimmt. Kurzweilig waren sie allemal und wurden von den Symposiums-Teilnehmern freundlich und beifällig kommentiert. Die augenfällige Übermacht der Mädchen beweist einmal mehr, dass die duale Singerziehung künftig deutschlandweit zur Schadensbegrenzung propagiert werden sollte – wenn Familie, Kindergarten und Schule in Zukunft auch versagen sollten, werden die männlichen Singverweigerer sich weiterhin rasch vermehren. Die vokale Gleichberechtigung ist deshalb ein unbedingtes Muss – hier sind neue Wege und Herangehensweisen unverzichtbar.

Der abschließende Gedankenaustausch brachte ein buntes Kaleidoskop der Lebenswirklichkeiten vieler Chorleiter, Stimmbildner und Lehrer. Fast jeder Fragesteller oder Kommentator hat zur Gestaltung seines musikalischen Umfeldes kreative Module entwickelt und ist häufig mit derselben Problematik konfrontiert: Ist Singen uncool? Hält es mit anderen Angeboten Schritt? Wo hole ich die Singmuffel ab?

Die Beobachtung, dass Jungen im gemischten Umfeld untergehen oder ganz verschwinden, wurde nahezu hundertprozentig bestätigt. Lediglich die bekannten Schulszenarien mit ihren Anreizen und der Chance einer wirkungsvollen Belohnungspädagogik veränderten die Statistik zugunsten gemischter Formationen.

Was also hindert die Bildungsplaner, die duale Singerziehung als Weg aus der Misere flächendeckend einzuführen? Der höhere Aufwand wegen paralleler Ausbildungswege? Das gesteigerte Engagement, das eine geschlechterspezifische Arbeit fordert? Der immer noch geringere Stellenwert, den kulturelle Aktivitäten gegenüber dem Sport haben?

Es bedarf einflussreicher Fürsprecher, dass eine Rückgewinnung der Verweigerer mit einem angepassten Angebot möglich wird – zur Stärkung der Stärkeren (Mädchen) und der Schwächeren (Jungen) gleichermaßen. Singende haben mehr Selbstbewusstsein: manche Problematik würde durch dieses Wissen mittelfristig bedeutungslos.

Die erfolgreichen Modelle sind eindrucksvolle Beweise. Neben den großen Knabenchören, in denen „Mann" ohnehin singt, sind die dual geführten Einrichtungen für beide Abteilungen (Mädchen und Jungen) ideale Stätten für die optimale Entwicklung jeder Sektion. Hier seien beispielhaft Dortmund mit seiner Chorakademie, Luzern mit seiner Luzerner Kantorei und allerlei Domsingschulen (Braunschweig, Essen, Rottenburg) genannt – wer nur die Zahlen liest, staunt und stellt fest: hier stimmen die Proportionen.

Der Leiter des Workshops und Verfasser dieses Berichts nimmt die breite Zustimmung des Publikums als Aufforderung und Anreiz, die gewonnenen Erkenntnisse zu bündeln und zu vernetzen – allzu häufig wird das Rad neu erfunden. Dass dies eigentlich überflüssig ist, zeigt das erfrischende Erlebnis des Leipziger Symposions. Hier ist Austausch, Kreativität und Aufbruchstimmung greifbar. Dass es gelinge, über den Tag hinaus ein Singnetzwerk zu schaffen, wäre für das Land, das sich einmal als Hüter der Musik und des Gesangs fühlte, ein reicher Segen.

Literaturangaben

[1]   http://www.ruendal.de/aim/tagung06/pdfs/mecke.pdf

[2]   Magazin „GEO", 3/2003

[3]   http://www.schulministerium.nrw.de/Chancen/
       Jungen-_und_Maedchenfoerderung/Vielfalt/Schulpraxis/
       Jungenprojekte_an_Schulen/index.html

[4]   dpa, Artikel online nicht mehr verfügbar

[4]   http://www.landesmusikrat-hamburg.de/
       downloads/falterendfassung.pdf

Erwachsene lernen von Kindern
Über den unbefangenen Umgang mit zeitgenössischer Musik

Raimund Wippermann

Die Gedanken über dieses Thema, die im Rahmen eines Workshops beim 7. Symposium für Kinder- und Jugendstimme vom 20. - 22. Februar 2009 in Leipzig entfaltet und in ihrer praktischen Umsetzung mit dem Mädchenchor am Essener Dom realisiert wurden, sind hier thesenhaft unter vier Aspekten entfaltet:

Musik verstehen

1. Kunst allgemein und auch Musik im Besonderen *will nicht primär gefallen*, sondern sie will *eine Botschaft vermitteln* ... – von Freude oder Trauer, von Verlust oder Gewinn; oftmals beklagt Kunst einen als unhaltbar empfundenen Zustand. Dies alles tat sie von jeher *mit den Ausdrucksmitteln jeweils ihrer Zeit*, und betrachtet man die Musik- (und Kunst-) Geschichte von ihren Anfängen bis zur Gegenwart, so kann man mit Fug und Recht sagen, dass die meiste Zeit die *‚Gegenwarts-Kunst' der Hauptgegenstand* war.

Dies sei an drei Beispielen kurz belegt:

- Erst mit Felix Mendelssohn, der 100 Jahre nach ihrer Uraufführung die *Matthäus-Passion* wieder aufführte, begann die Beschäftigung mit ‚Alter Musik'.

- *Joseph Haydn* und *Wolfgang Amadeus Mozart* komponierten die meisten ihrer Werke als Auftragskompositionen, seien sie nun geistlich oder weltlich, und in den meisten Fällen wurden Werke nur einige wenige Male wiederholt und verschwanden dann von den Spielplänen.

- *Johann Sebastian Bach*, die längste Zeit seines Lebens in Leipzig an der Thomaskirche als Kantor tätig, komponierte 3 komplette ‚Kantaten-Jahrgänge', Werke, die oft im

Laufe einer Woche entstanden und dann im Hauptgottes-
dienst am Sonntag ihre Uraufführung erlebten.

Natürlich gab es zu allen Zeiten bei der Aufführung von neu-
en Werken ‚Verständnis-Schwierigkeiten‘, und dies sowohl auf
Seiten der ausübenden Musiker als auch auf Seiten des Publikums. Unzählige Berichte von Skandalen bei Uraufführungen
liefern hier ein beredtes Zeugnis.

2. Das ‚Verständnis-Problem‘ beim Umgang mit ‚Neuer Musik‘ ist
   also nicht neu !!! Es ist sinnvoll, sich dieser Tatsache bewusst
   zu werden.

3. „Neu" hingegen ist, dass wir als Menschen am Beginn des 21.
   Jahrhunderts im Hinblick auf unseren Umgang mit Musik *im
   Vorgestern leben‘*, indem wir zum allergrößten Teil eben *alte
   Musik* und nicht die *Musik unserer Zeit* hören, singen oder spielen. Damit leben wir aber auch in einem *musikalischen Vorstel-
   lungshorizont*, der nicht mehr unserer Zeit entspricht, denn die
   Instrumente, die Umwelt mit ihren Geräuschen, die Möglichkeiten, Töne und Klänge zu erzeugen ... – all dies hat sich in
   den letzten knapp 100 Jahren revolutionsartig verändert und
   weiterentwickelt.

4. Das, was man nicht kennt, empfindet man schnell als ‚ungewohnt‘, und Ungewohntem begegnet man schnell mit einer gewissen Skepsis – dies ist bei der Begegnung mit ‚Neuer Musik‘
   nicht anders als in allen anderen Bereichen des Lebens.

   Auch dies war schon immer so; zwei Beispiele möchte ich hier
   kurz erwähnen, die uns heute in Erstaunen versetzen:

   - Die in vielen Vokal- und Instrumentalwerken *Montever-
     dis* vorkommenden häufigen Tonrepetitionen führten, wie
     man in vielen Zeugnissen aus der Zeit nachlesen kann,
     zu großem Unverständnis der Musiker, die sie singen und
     spielen sollten – waren sie doch ein zur damaligen Zeit
     außergewöhnliches Ausdrucksmittel für die ‚Erregung der
     Seele‘. (Abb. 1) Das Notenbeispiel zeigt einen kleinen Aus-
     schnitt aus dem „Duo Seraphim" aus der „Marienvesper"
     von Claudio Monteverdi. Der lateinische Text lautet: „Duo

seraphim clamabant alter ad alterum: Sanctus Dominus
Deus Sabaoth." (übersetzt: „zwei Seraphim riefen einer
dem anderen zu: Heilig ist der Herr, Gott der Heerscharen."). Das Wort ‚heilig‘, das die den menschlichen Horizont weit überragende Größe Gottes umschreibt, wird hier
klangmalerisch ausgeschmückt durch sehr schnelle Tonre-
petitionen, d.h. Wiederholungen desselben Tones.

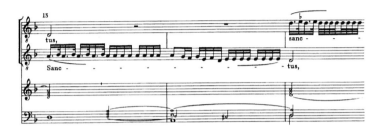

Abb. 1: Notenbeispiel

- nach der ersten Aufführung der Johannes-Passion von Johann Sebastian Bach in der Liturgie in der Thomaskirche
  am Karfreitag gab es intensive Diskussionen im Rat der
  Stadt, weil der Thomaskantor mit dieser Musik ‚die Ruhe des Karfreitags‘ nachhaltig gestört hatte – was doch so
  viel bedeutet wie, dass die Musik wegen ihrer bis dahin
  ‚un-gehörten Klangsprache‘ Hörerinnen und Hörer stark
  erschüttert hat.

Beide Werke gehören inzwischen zum Standard-Repertoire, und
niemand würde mehr heute solche Diskussionen führen.

5. Bevor man sich ein Verständnis für ‚Neue Musik‘ erschließen
   will, ist es sinnvoll, das Verständnis für ‚Alte Musik‘ zu vertiefen
   und auf diese Weise den musikalischen Verständnis-Horizont zu
   erweitern, um auch die bereits ‚vertraute‘ Musik in ihrer Tiefe
   besser zu verstehen:

- in ihrer Aussage und ihrem Gehalt

- in ihrer musikalischen Ausdrucksweise im Bezug zu ihrer Aussage

- in ihrem zeitgeschichtlichen Kontext, der hilft zu begreifen, in welchen Punkten auch diese Musik zur Zeit ihrer Entstehung ‚un-gewöhnlich' war.

6. Ein auf dieser Basis aufruhendes tieferes Verständnis führt auch zu einem tieferen *emotionalen* Erleben von Musik [wohlgemerkt ist hier immer noch von ‚vertrauter' Musik die Rede] oder, um es einfacher zu sagen:

   Es wird möglich, nicht mehr nur an der Oberfläche sondern mehr *in die Tiefe zu hören*, und dadurch intensiviert sich das Erleben von Musik – sowohl für Hörende als auch für die Ausführenden.

7. Auf dieser Basis eines solchen ‚weiteren Verständnishorizontes' ist es dann auch leichter möglich, sich ‚Neuer Musik' nähern.[1]

Erwachsene lernen von Kindern und Jugendlichen

1. **Kinder und Jugendliche sind noch nicht ‚verbildet'.** Kinder und Jugendliche haben (noch) einen kleineren (musikalischen) Erfahrungshorizont als Erwachsene, das bedeutet, sie haben in ihrem Leben bislang weniger Musik selbst gemacht oder gehört, und damit sind sie noch nicht so festgelegt auf bestimmte Stilistiken. Sie haben noch nicht so sehr ‚festgelegte Erwartungseinstellungen' beim Umgang mit Musik, und damit sind sie prinzipiell offener gegenüber Neuem. Die im Ausschreibungstext für diesen Workshop erzählte Anekdote ist ja wirklich so geschehen:

---

[1] Abwehrenden Einwänden hinsichtlich der Realisierbarkeit dieser Schritte sei im Blick auf mehr als 20 Jahre Arbeit mit Laienchören angemerkt, dass dies mein Weg und meine Methode ist – dort, wo ich heute arbeite. Auch an allen anderen Orten, an denen ich bisher gearbeitet habe, ist die Arbeit auf diese Weise angelegt gewesen, und damit habe ich in den verschiedensten Zusammenhängen (musikalisch und soziologisch) und auf den verschiedensten Leistungsstufen immer Erfolg gehabt.

Weil es nicht so viel ‚Alte Musik' für gleichstimmige Chöre gibt, hat der Mädchenchor am Essener Dom von Beginn seiner Arbeit an viel zeitgenössische Musik gemacht. Dies war sozusagen ‚der musikalische Alltag'. Als der Chor dann im Rahmen der Kooperation mit der Robert Schumann Hochschule zum ersten Mal eine Bach-Kantate einstudierte, kam von den Mädchen des damaligen A-Chores diese Bemerkung, *„dies sei aber komische Musik"* und ob man denn nicht *„wieder die vertraute Musik singen könne"*.

2. **Kinder und Jugendliche haben „Lust auf Neues".** Ihr Leben ist geprägt dadurch, dass sie ständig Neuem begegnen und es, sozusagen ‚ganz natürlich', in ihr Leben integrieren. So wie dies für alle Bereiche des Alltags gilt, so gilt dies eben auch für Musik. Der Journalist Reinhard Kahl zeigt in seinen Dokumentationen in der Reihe *„Archiv der Zukunft"* überzeugend und nachdrücklich, dass diese ‚Lust auf Neues' den Kindern sozusagen genetisch eingepflanzt ist.

3. **Kinder und Jugendliche haben „Freude am Experimentieren und Ausprobieren".** Diese aus dem Hang zum Spielen kommende Freude macht sie prinzipiell *‚offen gegenüber Neuem und Unbekannten'* – eine ‚geistige Grundhaltung', von der erwachsene Menschen viel lernen können ...

4. **Kinder und Jugendliche haben den „Drang zur Selbständigkeit".** Sicherlich kennen alle – sei es als Eltern oder als Erzieherinnen und Erzieher und auch als Lehrerinnen und Lehrer in der Schule – den Satz, mit dem heranwachsende Kinder und Jugendliche ihre Selbständigkeit unter Beweis stellen wollen: *„Das kann ich alleine!"*

Dieses ‚Streben nach Selbständigkeit' kann man sich in der musikalischen Erziehung nutzbar machen, indem man die Kinder und Jugendlichen, mit denen man arbeitet, auch in diesem Bereich zur Selbständigkeit erzieht. Und auch hier können Erwachsene im musikalischen Zusammenhang von Kindern und Jugendlichen lernen, denn diese haben eine Freude daran, „alleine zu singen" und auf diese Weise zu zeigen, ‚dass sie es wirklich können'.

5. **Kinder und Jugendliche sind noch in der „Lern-Phase".**
Das Leben von Kindern und Jugendlichen ist bestimmt dadurch, dass sie lernen *müssen*.

Lernen bedeutet aber auch immer, dass man sich für Inhalte und Erfahrungen von bislang unbekannter Art öffnet und dass man versuchen muss, diese Inhalte und Erfahrungen in den Alltag zu integrieren. Dieser Erfahrungskontext ist für Kinder und Jugendliche in gewissem Sinne alltäglich.

Ganz anders sieht unter diesem Aspekt betrachtet das Leben von Erwachsenen aus: die Ausbildung ist abgeschlossen, und in vielen Fällen sind ‚Chef-Positionen' erreicht, in denen man nicht mehr *lernt* sondern *bestimmen* kann, was wann wie geschehen soll. So gesehen können Erwachsene von Kindern und Jugendlichen lernen, sich diese Offenheit für Neues und bislang Unbekanntes lange zu erhalten.

6. **Kinder und Jugendliche wollen gut sein** – in allem, was sie tun. Das bedeutet, dass sie dies auch beim Musizieren sein wollen, und damit unterscheidet sich ein Kinder- und Jugendchor – nicht immer, aber oft – von einem Chor mit erwachsenen Sängerinnen und Sängern.

Dies ist der Punkt, an dem man Motivation bewirken kann, auch weil die Kinder und Jugendlichen eben ‚noch hungrig' sind, während bei erwachsenen ChorsängerInnen dieser Hunger oft fehlt, weil er eben durch den Arbeitsalltag bereits gestillt oder auch verbraucht ist.

Grundgedanken bei der Arbeit mit zeitgenössischer Musik mit dem Mädchenchor am Essener Dom

1. **Erziehung zu Toleranz und Aufgeschlossenheit gegenüber allen Ausdrucksformen**

Arbeitsziel ist die *„Erziehung zu Toleranz und Aufgeschlossenheit gegenüber allen Ausdrucksformen"*. Dabei versuche ich, in dem oben erwähnten Sinne auch an ‚bekannten Formen' den Sinn für Reichtum und Tiefe des musikalischen Ausdrucks zu schärfen, damit die jungen Sängerinnen verstehen, dass Musik immer mehr sein will als nur ,Geräusch-Kulisse' und/oder ,Untermalung'.

Den Ausgangspunkt dabei bilden immer die Texte und ihre Verbindung zu *unserem heutigen Leben*. Vor diesem Hintergrund versuche ich zu erläutern, ,was gemeint sein *könnte*', in dem Bewusstsein, dass jede hermeneutische Deutung einer Komposition den Boden der Objektivität verlässt, dass man aber andererseits nicht wirklich zum Ziel eines beseelten Musizierens kommt, wenn man es nicht wagt, diesen Schritt zu tun und ,den objektivierbaren Bereich und Boden' zu verlassen.

2. **In der Arbeit nicht ,Monokultur' sondern ,Poly-Kultur'**

Die *Vielfalt der musikalischen Stilistiken* ist der Schlüssel zur *Toleranz gegenüber Neuem und Unbekannten*. In der Praxis bedeutet dies:

eine moderne Komposition steht neben einer romantischen oder klassischen, eine komplexe Komposition steht gleichwertig neben einem schlichten Liedsatz. Auf diese Weise werden Sängerinnen aller Altersgruppen mit unterschiedlichsten musikalischen Stilistiken in Berührung gebracht, ohne dass diese gewertet werden, und damit ist auch Neues ,normal' und gehört zum ,musikalischen Alltag'.

3. **Entwicklung eines Kanons an Übungen, mit dem besondere Schwierigkeiten, die in zeitgenössischer Musik vorkommen, geübt und automatisiert werden.**

Als Beispiele für solche *,neuen Schwierigkeiten'* seien hier angeführt:

- die Emanzipation der Dissonanz
- Cluster
- Aleatorik

Diese Schwierigkeiten sollte man generell *losgelöst vom Stück*, in dem sie auftreten, üben, denn dadurch werden einerseits *,Pausen in den Proben'* geschaffen und andererseits die Probleme nicht auf das zu erarbeitende Stück projiziert. ,Pausen in den

Proben' bedeutet: für eine gewisse Zeit steht einmal *nicht* im Vordergrund, dass ein gewisses Pensum an Noten vom Chor erlernt werden muss, sondern es geht um einen allgemeinen musikalischen Sachverhalt – Sängerinnen und Sänger empfinden das als eine ‚Pause'. *‚Probleme nicht projizieren'* bedeutet, dass die Gefahr verringert wird, dass ein Stück als schlecht empfunden und bezeichnet wird, weil die Sängerinnen und Sänger lange brauchen, um ein bestimmtes Problem, das gerade in dem Stück auftritt, aber prinzipiell ein allgemeines Problem ist, zu lösen.

In der Arbeit mit dem Mädchenchor am Essener Dom, aber auch mit anderen Laien-Ensembles habe ich dafür einen kleinen *‚Kanon von Übungen'* entwickelt, die Blitzlicht-artig immer wieder in die Probe eingefügt werden; dies sind *‚Auswendig-Übungen'*, *‚Improvisationsübungen'*, *‚Übungen zum Aushalten von Dissonanzen'* und viele andere mehr.[2] Auf diese Weise wird auch Ungewöhnliches für den Chor vertraut und verliert dadurch den Schrecken.

4. Erziehung zur ‚Selbständigkeit im Musizieren'

Erklärtes Ziel in der Arbeit mit den jungen Sängerinnen des Mädchenchores am Essener Dom ist, dass jedes Mädchen prinzipiell den Mut und die Bereitschaft haben soll, auch alleine zu singen. Dabei sind Fehler ohne jede Einschränkung erlaubt ! In diesem Sinne werden die Mädchen immer wieder ermuntert, alleine zu singen, und auch wenn Fehler passieren, wird versucht, die positiven Aspekte und das, was gelungen ist, zuerst zu nennen und dann in den Blick zu nehmen, dass es an einigen Stellen Korrekturbedarf gibt. Eine andere Alternative, die jedoch das gleiche Ziel hat, ist das Singen in ‚gemischter Aufstellung'. Über die Tatsache hinaus, dass durch diese Arbeit der Chorklang stabiler und sicherer wird, hilft diese Art und Weise des Umgangs in der langen Perspektive sicherlich jeder Sängerin zu Findung der eigenen Persönlichkeit.

---

[2]Vielfach wurde von Teilnehmerinnen und Teilnehmern des Workshops der Wunsch nach einer systematischen Zusammenstellung solcher Übungen geäußert. Leider kann diesem Wunsch z.Zt. nicht entsprochen werden, einerseits weil es hier den Rahmen sprengen würde, andererseits aber auch, weil es umfassend und systematisch zusammengestellt (noch) nicht vorliegt.

5. ‚Spielen mit Musik' durch Improvisations-Elemente

Dieses ‚Spielen mit Musik' ist einer der Schlüssel, mit dem auch Erwachsene lernen können, sich ‚Neuer Musik' zu nähern; an einem Beispiel sei dies kurz erläutert:

In einem Gottesdienst am Sonntagmorgen sollte das bekannte Lied ‚Lobe den Herren, den mächtigen König der Ehren' mit allen vier Strophen gesungen werden; dazu gab es für die 1. Strophe einen mehrstimmigen Chorsatz, darüber hinaus gab es die Idee, dass der Chor und die Gemeinde sich bei den Strophen abwechseln sollten. Um nun nicht zwei Mal denselben Chorsatz singen zu müssen, wurde für die dritte Strophe ein kleine improvisatorische Form entwickelt: (Abb. 2)

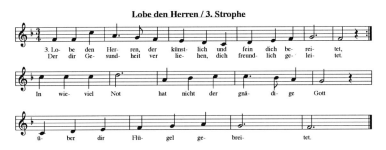

Abb. 2: Notenbeispiel

Dabei sangen zunächst alle Sängerinnen die Melodie im *unisono* vom Beginn an bis zum Doppelstrich [s. abb 2 = Abschnitt ‚A' bis ‚B'], wobei sie von der Orgel begleitet wurden. Beim Doppelstrich angekommen, hielten sowohl die Orgel als auch die Sängerinnen den letzten Ton aus, und danach sollte jede Sängerin in ihrem eigenen Tempo und nach eigenem Gusto beginnend das Lied bis zu Ende singen. Auf diese Weise entstand ein ‚Chorsatz', der improvisiert war und bei dem jede Sängerin ‚aus der Gruppe heraustreten' musste. Gleichzeitig eröffnete diese Form der Ausführung einen neuen Klang-Raum, der dazu geeignet war, Sängerinnen und Hörer gleichermaßen wieder neu auf das hin lauschen zu lassen, was der *Text* an dieser Stelle sagen will [„*in wie viel Not hat nicht der gnädige Gott über die Flügel gebreitet.*"].

allgemeine Grundsätze

1. **spezielle Probleme nie am Stück lösen, sondern immer losgelöst vom Stück:**

   Wenn ein Stück spezielle Probleme bietet (s.o.), dann wird die Sängerin/der Sänger dieses Problem immer in einen Zusammenhang zum Stück bringen, wenn man das Problem an diesem Stück übt. Bereitet man die Lösung dieses Problems vor, so arbeitet man zunächst mit dem ‚ungewohnten Effekt‘, und dann wird der Chor einen Wiedererkennungseffekt erfahren, wenn er mit der Arbeit an dem Stück beginnt. Auf diese Weise werden die Schwierigkeit und das Stück in der Wahrnehmung voneinander getrennt und das Stück wird mit Sicherheit schneller akzeptiert.

2. **immer für einen guten Klang sorgen:**

   Auch beim Arbeiten mit zeitgenössischer Musik sollte man immer Sorge dafür tragen, dass auch ungewohnte Klänge ‚gut klingen‘, denn das erhöht die Akzeptanz sowohl bei Sängerinnen und Sängern als auch bei Hörerinnen und Hörern.

3. **sinnvoller Zeitansatz:**

   Man muss einen Zeitansatz, d.h. eine Anzahl von Proben bis zu Aufführung, wählen, in dem der Chor die ihm gestellte Aufgabe so realisieren kann, dass er mit sich selbst zufrieden ist. Dies steigert die Qualität der Arbeit und die Motivation der Sängerinnen und Sänger.

4. **sinnvolle Balance zwischen ‚Neuem‘ und ‚Altem‘ in der Arbeit:**

   Es ist wichtig, in sinnvoller Weise Altes und Neues im Programm (eines Konzertes oder auch der musikalischen Arbeit in einem überschaubaren Zeitraum von z.B. $\frac{1}{2}$ Jahr) zu mischen. Dadurch wird beides ‚normal‘ und damit besser akzeptiert.

5. **Vermittlung des ‚Kompositions-Gehaltes‘:**

   Es ist wichtig, den Sängerinnen und Sängern zu zeigen und zu erklären, wo die Besonderheiten einer Komposition liegen und welches die ‚speziellen Ausdruck-Kriterien' gerade dieser Musik sind, denn vor diesem Verständnishorizont werden sie mit größerer Freude und besser singen.

6. **Vermittlung in Richtung ‚Publikum':**

Es ist wichtig, Wege der Vermittlung in Richtung Publikum zu suchen, die es zahlreich gibt (über den Text, über die musikalische Sprache, über den ‚äußeren Anlass' der Komposition, über die ‚inneren Werte' der Komposition ...): nur wenn man sein Publikum im Herzen erreicht und anrührt, hat man eine Chance, das zu transportieren, von dem das eigene Herz voll ist.

Gesunde Gesangstechnik der Populärmusik: Entwicklung von der jugendlichen bis zur erwachsenen Stimme

JOHN LEHMANN

Wenn ein kleiner Mensch eine Halbgeige bekommt, um seinen Violinunterricht zu beginnen, lernt er die Haltung, Fingerpositionen, Bogenbewegung usw., die sehr ähnlich, wenn nicht genau gleich sind, wie das was er später verwenden würde, wenn er ausgewachsen ist und eine Vollgeige hat. Genau so verhält es sich mit einem jungen Sänger und seiner Gesangstimme. Gesangtechnik, bzw. Körperhaltung, Atemführung, Tonerzeugung und Stimmsitz, welche er als erwachsener Mensch einsetzt, werden nicht so viel anders sein, als das, was er als Kind und Jugendlicher beim guten Musikunterricht gelernt hat.

So wie die meisten erfolgreichen Pop-, Rock-, Jazz- und Musical-Instrumentalisten die Grundsteine ihrer Spieltechnik durch den klassischen Musikunterricht gelernt haben und immer noch nutzen, so verhält es sich bei den Sängern der Populärmusik, die viele ähnliche Leistungen ihrer Kollegen der Klassik nutzen. Nur steuern sie ihre Stimmen in Richtung anderer Stilistik.

Über den stilistischen Unterschied zwischen dem klassischen- und Populargesang, könnte man ein paar sehr allgemeine Betrachtungen machen. Die sind wie folgt:

1. Wegen Mangel von guter Akustik an den Auftrittsorten vieler Populärmusikkonzerte und des Wunsches volle, körperliche Resonanz, wie sie beim klassischen Gesang eingesetzt wird, nicht zu benutzen, verwendet der Popsänger fast immer Mikrofone mit elektrischer Verstärkung durch Lautsprecherboxen und oft eine Art von Gesang, der die Rufstimme benutzt welche als „Shouting" oder „Belting" bezeichnet wird. Mikrofone erlauben die Möglichkeit sehr leise, verhauchte und geflüsterte Töne für sehr intime und auch erotische Stimmungen einzusetzen.

2. Da Authentizität eine der wichtigsten, wenn nicht das wichtigste Elemente des Populärgesangs ist, verwendet der Sänger der Populärmusik, bei der Lieferung eines Liedes, die Qualitäten der natürlichen, untrainierten Sprechstimme als Ausdrucksmittel. Man könnte sagen, die Kinderstimme ist schon ein perfektes Instrument für Popgesang.

3. Beim Singen der Populärmusik wird viel rhythmische und melodische Freiheit erlaubt, bzw. erwünscht, da die Persönlichkeit und Besonderheit der Stimme eines Gesangkünstlers vom Publikum erkannt und erwartet wird.

Häufig versuchen junge Sänger den Klang von Aufnahmen zu imitieren. Sie bemerken den Unterschied zwischen klassischer Gesangfarbe mit Vollresonanz, Vibrato und reine, saubere Töne und Popgesangfarbe mit oft schmalen, geraden und verhauchten bzw. geknarrten Tönen. Beim Nachmachen verkleinern die jungen Sänger ihre Ansatzröhre, eliminieren das Vibrato mit Spannung und knarren mit Druck als Stützhilfe, nur weil sie nicht wissen, wie man die Popstimmfarben kreieren kann, ohne die gesunden Gesangstechniken der Klassik zu verlieren.

Anders als beim klassischen Gesang, ist ein verhauchter Ton beim Popgesang nicht selten zu hören. Fast alle guten Popsänger, die hohes „Belting" oder „Shouting" ohne Probleme ausüben, singen häufig mit verhauchten Tönen. Besondere Übungen mit einem verhauchten Ton (siehe Hinweise für gesunde Pop-Gesangstimmen) verstärken die Fähigkeit kräftig und klar zu singen, ohne dabei zu drücken oder zu pressen. Verhaucht heißt nicht leise zu singen, sondern mit wirklich viel Hauch dabei. Ein bewusstes Vergleichen des Atemflusses zwischen Pusten, Flüstern, verhauchten-, gemischten- und vollen Tönen ist ebenfalls zu empfehlen.

Die Tonproduktion der meisten jugendlichen Sänger und Sängerinnen leidet an Luftmangel. Mit anderen Worten: Sie haben nicht ausreichend fließenden Atemstrom eingesetzt, damit die Stimmbänder einen gesunden Ton produzieren, was oft darauf zurück zu führen ist, dass der Körper nicht engagiert genug eingesetzt wird. Einfache Übungen zur Erweiterung der Elastizität des Zwerchfells, der Rippen und der Bauchmuskeln und des damit verbundenen Luftraums der

Lungen sind hilfreich, sowie Übungen zur Verstärkung der gesteuerten und reflektorischen Atemführungen. Eine andere Übung ist ein starkes „p" gegen ein Blattpapier zu pusten.

Singen mit Bewegung ist besonders gut für Kinder und Jugendliche, manchmal stark oder kräftig, um die Geschwindigkeit des Luftstroms zu fördern, manchmal locker oder schlapp, um die Freiheit des Luftstroms mit Lockerheit im Hals zu bekommen. Abwechslung zwischen Bewegen oder Tanzen und Singen kann auch eine hervorragende Unterstützung der gesunden Gesangtechnik sein.

Eine ausgeglichene Balance von Gesang mit Randschwingung bzw. Kopfstimme oder Falsett und Vollschwingung bzw. Bruststimme ist für jeden Sänger höchst empfohlen, ebenso Übungen, die den jugendlichen Sänger trainieren, den Unterschied zwischen Voll- und Randschwingung zu produzieren, sowie Übungen, die es fördern, einen sanften Übergang und/oder einen gemischten Stimmklang zu erzeugen, speziell für Jungen im Stimmbruch.

Die Entwicklung bzw. Erweiterung des Resonanzraumes im tiefen Teil der Ansatzröhre, durch Dehnen, ist bei jungendlichen Sängerinnen und Sängern oft vernachlässigt. Einfaches Gähnen und Sprechen, während man gähnt, trainiert die Fähigkeit mit vertiefter Zunge und abgesenktem Kehlkopf Worte zu artikulieren ohne die tiefe Resonanz zu verlieren.

Beim Chorgesang bzw. Einsingen ist auch der Unterschied zwischen den weiblichen und männlichen jugendlichen Stimmen zu beachten. Die „i" und „u" Vokale, die bei den Mädchen bequem und hilfreich für den guten Tonsitz in der Kopfstimme sind, sind für die Jungs oft schwierig in der Vollstimme auf den hohen Tönen, locker zu singen. Für sie sind die Vokale „a", „e" und „o" angenehmer.

Des Weiteren sollte man nicht vergessen: Wenn junge Leute mit einer Rock- oder Bigband singen bzw. üben, ist es wichtig, dass sie ein gutes Mikrofon mit einer richtig gestellten Monitorbox benutzen. Es ist auch nicht falsch, Kopfhörer oder Ohrstöpsel einzusetzen.

Bei allen Sängern ist es am Wichtigsten, die Stimme zu fordern, jedoch nicht zu überfordern.

Hinweise für gesundes Pop-Gesangstilistik

1. Atemführung für klaren Stimmklang

   a) Kräftig einatmen, nur durch die Nase.

   b) Einatmen durch Nase und Mund gleichseitig, bzw. kräftig schnarchen.

   c) Einen „K"-Laut beim Einatmen erzeugen, bzw. die Zunge und Gaumensegel voneinander trennen.

2. Stimmsitz für klaren Stimmklang

   a) Einen „NG"-Laut gefolgt nach einem offenen gesungenen Vokal, z.b. „Ah" erzeugen.

   b) Eine Abwärtstonleiter auf ein hypernasales „Miao", „Quek" „Njä" oder „Pnä" singen.

   c) Ein sehr quäkiges „Nein, nein, nein" oder „Ne, ne, ne" auf ein Arpeggio jammern.

3. Lockerheit beim klaren Stimmklang

   a) Die Melodie eines Liedes mit flatternden Lippen auf „Bbb" in Wechsel mit Text singen.

   b) Die Melodie eines Liedes mit rollender Zunge auf „Rrr" in Wechsel mit Text singen.

   c) Jede Phrase eines Liedes mit einem Auspusten von Luft durch die Nase beginnen.

4. Erzeugung eines klaren Stimmklangs ohne Druck

   a) Ein „F"-Laut pusten bzw. kräftig flüstern, dann ein kräftig verhauchtes „Fa" auf einem Ton und danach ein klares, volles „Fa" auf dem selben Ton singen. Versuchen die Lungen immer zu entleeren.

   b) Durch die Stimmbänder einatmen, bzw. ein tiefes Knarren auf der Einatmung erzeugen. Nach dieser ingressiven Phonation mit normaler sprechstimmiger Tonqualität singen.

c) Von Kopfstimme, bzw. Falsett, bis Bruststimme schluchzen. Das heißt, einen Ton erst mit der Randschwingung singen, dann plötzlich zur Vollschwingung wechseln, ähnlich wie Jodeln.

5. Erweiterung der Resonanz beim Pop-Gesang

a) Mit einem sehr schläfrigen, tiefen Ton auf „Ö" gähnen und singen. Wieder gähnen und das Selbe einen Halbton höher machen und weiter durch den Registerwechsel. Versuchen, den Kehlkopf in der tiefen, gegähnten Position zu lassen, auch bei den hohen Tönen. Man kann es auch abwechselnd mit einem vollem, klaren „a", wie eine Ansagerstimme probieren.

b) Gähnen und den Kehlkopf nach hinten Richtung Wirbelsäule schieben. Mit Abwechslung zwischen sehr schläfrigen bis zu vollen, klaren Tönen eine Melodie auf Text singen.

c) Mit der Zunge gerollt, wie ein Strohhalm, einatmen. Versuchen diese Position beim Sprechen eines Liedtexts und auch beim Singen des Textes auf der Melodie zu halten.

Literaturangaben

[1]   Arndt J, Maas G, Reszel H (2008) Songs Unlimited, 1.Aufl., Ernst Klett Verlag

[2]   Guglhör G (2005), Stimmtraining im Chor, 1.Aufl., Helbling-Verlag

Nachklang, Resonanz und Widerhall. Sender- und Empfängerhorizonte bei Symposien und in der Stimmarbeit

ROBERT GÖSTL

Der mir erteilte Auftrag für den Abschlussvortrag des in dieser Publikation dokumentierten Symposiums lautete: „Eine zusammenfassende Schau des ganzen Symposiums – gar nicht so konkret, eher philosophierend und in Bildern – gerne das beim Symposium Gehörte und Erfahrene kritisch reflektierend". Bis zum Moment des Betretens der Bühne am Sonntagmittag waren die über das Wochenende zusammengetragenen Notizen dann natürlich auch kein „Vortrag", schon gar nicht im wissenschaftlichen Sinne. Und doch musste bereits im Vorfeld der Titel formuliert werden, der im Programm stehen sollte und der heute über diesen in Schriftform noch einmal zusammengefassten und modifizierten Gedanken steht. Da alle Vorträge und Workshops in irgendeiner Form eine Untersuchungs-, Therapie- oder Unterrichtssituation thematisierten, lag es nahe, diese hoch kommunikativen Situationen mit der Kommunikation bei solch einem Symposium zu vergleichen. Im einen wie im anderen Fall wird gesendet und empfangen, im einen wie im anderen Fall spielen die Personen der Sender und der Empfänger eine große und wichtige Rolle.

Beginnen wir mit den Empfängern. Warum fährt man zu solch einem Symposium? Die im Folgenden skizzierten Typen treten selten in Reinkultur auf und wohl jede und jeder findet etwas von der einen oder anderen Beschreibung in sich.

- Der eine erwartet die Bestätigung seiner fachlichen Kompetenz und seiner Arbeitsweise, mancher erwartet darüber hinaus (sicher auch unterbewusst) nicht weniger als die Bestätigung seiner Person. Ohren und Augen dieses Personenkreises werden geschärft sein auf die Wahrnehmung dessen hin, was diese Bestätigung bringt: bekannte Informationen, selbst erprobte Arbeitsweisen, auch kritische oder gar skeptische Anmerkungen zu bestimmten Themen, die wiederum eigene Skepsis bestätigen.

- Der andere möchte Neues lernen und daraus für seine Arbeit Gewinn und Fortschritt ziehen; sei es, dass er seine aktuell erfolgreiche Tätigkeit ausbauen und vertiefen möchte oder sei es, dass er mit seiner Situation unzufrieden nach anderen als den bisher beschrittenen Wegen sucht. In dieser unterschiedlichen Ausgangssituation, die dennoch gleichermaßen nach Neuem sucht, wird deutlich, wie hoch differenziert die Wahrnehmung selbst noch bei diesem einen „Symposiums-Teilnehmer-Typ" sein kann. Im Extremfall suchen Menschen in Fortbildungsveranstaltungen nach im übertragenen Sinne Bahn brechenden neuen Erkenntnissen oder Techniken, die sie aus einer beruflichen Sackgasse, vielleicht aus einer existenziellen Krise heraus führen sollen.

- Wieder andere möchten Impulse bekommen, sich neu motivieren, also bewegen und anstoßen lassen. Die einen wiederum sind offen auch für eine vielleicht völlig unerwartete Richtung des Impulses, andere haben eine klare Zielrichtung vor Augen bzw. den Wunsch, zwar auf der eingeschlagenen Bahn voran aber nur ja nicht aus ihr heraus bewegt zu werden.

- Auch der Wille, sich in die fachliche Diskussion einzubringen, ist ein Beweggrund für die Teilnahme, der nicht nur die Vortragenden antreibt. Für nicht wenige ist die Begegnung mit Kollegen ebenso wichtig wie die Vorträge und auch über das Maß an Applaus, das gespendet wird, oder über Rückfragen aus dem Auditorium heraus bildet man Meinungen mit.

- Und dann gibt es noch diejenigen, die sich gerne reiben an anderen Standpunkten oder an anderen Personen. Hier unterstelle ich keineswegs eine aktive oder gar aggressive Suche nach Konfrontation, aber diese Haltung wird – wenn auch wohl selten auf der bewussten Ebene – doch mitunter zur Lebenseinstellung.

Wie gesagt: diese Darstellung ist überspitzt, nur selten sind Menschen einem einzigen dieser Typen zuzuordnen. Jedenfalls kann aber in einem Auditorium, das noch dazu aus verschiedenen Berufsgruppen besteht, nur eine Annahme als gesichert gelten: es handelt sich um eine höchst heterogene Teilnehmerschar. Und daraus resultiert am Ende von zweieinhalb Tagen völlig logisch: Es war sicher nicht jeder mit allem einverstanden, was hier geboten wurde.

Von den Empfängern nun weiter zur ambivalenten Rolle dessen, der diese Zeilen verfasst hat: ein Empfänger, der am Ende der Tagung zu senden hatte.

Die Aufgabe eines Abschlussvortrags könnte nun diejenige eines „Rezensenten" sein, man könnte das Gehörte und Gesehene werten. Man könnte aber natürlich auch – wie es so schön heißt – „den Leuten nach dem Munde reden", also die Erwartungshaltung des Publikums versuchen zu bedienen. Beides schien weder zweckmäßig noch geboten und so schob sich ein Punkt in den Vordergrund, der selten so deutlich wird, wie in einer derart komprimierten Veranstaltungsform. Man braucht Zeit, um in die Tiefe hinein dem nachzuhorchen, was man gehört hat. Diese Zeit nimmt man sich zu selten. In der täglichen Arbeit bleibt dafür nur wenig Raum, man muss ihn sich geradezu erzwingen. Und ein solches Wochenende müsste alleine aufgrund der Fülle an Informationen sinnvoller weise in zwei Tage der Reflexion münden – man müsste aufarbeiten, besser verstehen, filtern und auf die eigene Situation hin übersetzen und übertragen dürfen, ohne bereits wieder mitten im Tagesgeschäft verfangen zu sein. Wohl kaum jemandem war dies möglich. Wenigstens 20 Minuten am Ende des Symposiums also sollten es sein, die für dieses Nachhorchen in Leipzig reserviert waren.

Leitfaden für diese nachhorchenden Gedanken waren einzelne besonders eindrückliche Momente aus den einzelnen Vorträgen und Workshops, die entweder des Wiederholens oder einer Deutung zu bedürfen schienen. Für den Leser dieser Zeilen, der die Vorträge nicht unbedingt live verfolgen konnte, wäre die vollständige Liste aus dem Abschlussvortrag wenig hilfreich. Deshalb bilden einige der Eindrücke hier nur ein kleines, noch einmal beträchtlich reduziertes Kaleidoskop, das uns zu den Sendern führt und jeweils zu Fragen, die offen bleiben mussten oder die erst aufgeworfen wurden.

Zu sehen war ganz zu Beginn dieser Tage in Leipzig eine Computeranimation, in der sich das Gesicht eines Babys zum Jungen, zum jungen/älteren/alten Mann und schließlich zum Greis wandelt – der Begleittext wurde mit einer ebenfalls immer älter werdenden Stimme gesprochen. Es stellte sich dabei in frappierend neuer Weise die Frage: wann ist eine Stimme eigentlich „erwachsen"?

Die Forderung nach einer bildhaften, einer bilderreichen Sprache im Gesangsunterricht besteht zu Recht – aber: Was ist kindgerechte Sprache? Und: Spricht jedes Kind auf Bilder besser an als auf funktionale Anweisungen? Noch mehr: Kann jeder Erwachsene authentisch in (kindgemäßen) Bildern sprechen?

Eine wunderbare Aufforderung an professionell mit Stimme befasste Menschen lautete beim gemeinsamen Singen: „Sie arbeiten noch mit der Stimme – bitte etwas entspannter!" Kann die Beschäftigung mit der Anomalie auf der einen bzw. der hoch artifiziellen Ausbildung der Stimme auf der anderen Seite dazu führen, dass man die Natürlichkeit und das wohltuend Unverstellte aus den Augen, aus den Ohren und aus dem eigenen Gebrauch verliert?

Ein Satz klang besonders nach, erhielt auch bemerkenswert deutlichen Applaus. Gefragt nach pubertierenden und sich in dieser Phase mitunter verstellenden Stimmen und wie man damit umzugehen habe, sagte die Kollegin: „Dann lassen sie ihn so sein!" Sind Pädagogen, sind Therapeuten zu solcher Souveränität jederzeit in der Lage und willens?

Wie relativ selbst einhellige Forderungen sein können, zeigte die Anmerkung im Bezug auf die Durchsetzungsfähigkeit „kleiner" (also nicht allzu kräftiger) Pädagogenstimmen. „Auch wenn die Stimme klein ist: mitunter genügt ein Augenaufschlag". Behalten wir bei aller Notwendigkeit der Einordnung und Standardisierung noch die Gelassenheit, lächelnd unsere eigenen Forderungen in ihrer zwangsläufigen Unzulänglichkeit zu begreifen?

Thematisiert wurde auch wieder einmal die vermeintliche Diskrepanz zwischen der Forderung nach der „guten Kindersinglage" (in der Literatur und nicht zuletzt auch in der Veranstaltung selber zur Genüge formuliert und wissenschaftlich wie empirisch untermauert) und den Verhältnissen in der Praxis. Muss eine abweichende Auffassung gezielt durch die Infragestellung von Kollegen pointiert werden? Ist Praxis gleich Praxis oder beweisen nicht tagtäglich viele Kolleginnen und Kollegen, dass die gebrandmarkte Forderung nach Höhe erfüllbar ist? Lernen nicht auch die Schwachen von den Starken? Hat ein Kanon wie „Es tönen die Lieder" nicht auch einen ästhetischen Wert, der nicht durch instrumentalisierendes Zerstückeln kaputt gemacht werden darf?

Eine wichtige Anmerkung zur ärztlichen Stimmdiagnose war: „Das braucht Zeit!" Nehmen wir uns immer diese Zeit, um fachlich wie pädagogisch verantwortbare Wege zu finden oder laufen wir in der Arbeit nicht manchmal los, bevor wir den Weg und das Ziel kennen?

Eine Erfahrung aus verschiedenen Workshops war: Man tut's einfach und (fast) alle machen mit. Auch zunächst exotisch oder antiquiert, zumindest ungewohnt anmutende Dinge sind möglich, wenn aus eigener Überzeugung Überzeugungskraft entsteht. Hat man dazu den nötigen Mut und die nötige Frustrationstoleranz? Wird diese in der Berufsausbildung für Therapeuten und Pädagogen gelehrt oder zumindest ausreichend thematisiert?

Zwei Gedanken, die am Ende der Tage sehr berührt haben: Die Enkelgeneration unterrichtet Senioren, aber sie lernt gleichzeitig von ihnen. Lernen von Senioren, Ehrfurcht vor dem Alter und dessen oft so ganz anderer „Kompetenz" – mir als Chorleiter kamen Eric Ericson und Erkki Pohjola (Gründer des legendären Tappiola-Kinderchores) in den Sinn. Andere Kulturen leben diese Ehrfurcht wesentlich intensiver und begreifen sie als eine Grundlage ihres Zusammenlebens. Verlieren wir über der Auseinandersetzung mit Kindern und Jugendlichen deren Kontext aus dem Auge, der Generationen übergreifen muss, da er für jeden Menschen zwangsläufig auf diesen Punkt hin laufen muss?

Die Fülle und die Qualität dessen, was man in gut zwei Tagen geboten bekam, hat wieder einmal tief beeindruckt und wird zumindest beim Verfasser dieser Zeilen noch lange Zeit nachwirken. Dennoch: manches hätte man sich noch etwas verstärkt gewünscht. So haben wir (entweder typisch deutsch oder typisch pädagogisch) viel davon gesprochen, wie die Kinderstimme auf das reagiert, was sie vom Erwachsenen hörend aufnimmt. Aber ist die umgekehrte Frage nicht zunächst viel wichtiger: Was sagt die Kinderstimme dem Erwachsenen? Die Konkretisierung macht wohl deutlich, was damit gemeint sein kann: Was sagt sie der liebenden Mutter, was sagt sie der Erzieherin, der Lehrerin, der Chorleiterin, der Ärztin, der Therapeutin? Kinderstimmen und ihr Klang sagen uns viel mehr darüber, wie und woran wir mit ihnen arbeiten sollen, als dies in sachlichen Kategorien und Skalen (so notwendig und hilfreich diese unzweifelhaft sind!) zu erfassen wäre. Auch dies gehört zur Frage von Sender- und

Empfängerhorizont, denn es ist nicht zwangsläufig der Therapeut der Sender – der umgekehrte Ansatz vermag manchen Horizont zu öffnen.

Wer diesen hörenden Ansatz, die Tatsache, dass Lehren zunächst Zuhören bedeutet, ernst nimmt, wird dann auch bald eine Konkretisierung seiner Grundmotivation für die eigene Arbeit erfahren, seinen Senderhorizont neu und feiner justieren: Was will ich von einer Kinderstimme hören? Was will ich einer Stimme geben, was gibt sie mir? Will ich der mir anvertrauten Person *ihre* Stimme geben? Will ich, dass die Person *für mich* oder *mit mir* oder *für sich* oder *mit anderen* und *für andere* singt? Und nicht zuletzt bleibt der Frage aufmerksam nachzuhorchen: Werde ich der Stimme tatsächlich geben können, was sich die Person von mir verspricht und wessen sie bedarf – oder bin ich der Falsche?

Viele Fragen. Ist ein Symposium gelungen, wenn es Fragen offen lässt?

Ich meine: ja! Es ist sogar ein Qualitätsmerkmal, wenn nicht nur Antworten gegeben werden sondern sich aus Antworten neue Fragen und eine sensibilisierte Nachdenklichkeit ergeben. Denn eine Frage ist etwas anderes als Verwirrung – die Frage bringt einen weiter, Verwirrung lähmt. Man wird sich also wieder sehen in Leipzig und manches wieder hören, manches neu hören und dann wieder um Fragen und um Antworten bereichert nach Haus zu fahren. Wer hört und wer fragt, wer um richtige oder zumindest um gute Wege ringt, zeigt Demut – vielleicht die entscheidende Charaktereigenschaft einer Empfänger- und Senderpersönlichkeit.

Portraits der Autoren

Prof. Dr. Lutz Christian Anders

Sprechwissenschaftler, Univ.-Prof. für Sprechwissenschaft und Phonetik an der Martin-Luther-Universität Halle-Wittenberg, Philosophische Fakultät II, Seminar für Sprechwissenschaft und Phonetik

Lutz Christian Anders wurde 1953 in Saalfeld (Saale) geboren und studierte Sprechwissenschaft und Germanistik in Halle. Nach dem Studienabschluss folgte eine lange Tätigkeit als Klinischer Sprechwissenschaftler an der Berliner Charité (Leiter: J. Wendler, W. Seidner), die u.a. begleitet war von sprecherzieherischer Arbeit mit künftigen Sängerinnen und Sängern (Lehraufträge an der Musikhochschule „Hanns Eisler" und der Hochschule der Künste Berlin), von Sprecherziehungsunterricht für Amateurschauspieler sowie Linguistik- und Phonetik-Vorlesungen (Logopädenschule). Eine Forschungsaspirantur in Halle (1985-1989) und eine Gastdozentur an der Universität Heidelberg (1991) unterbrachen die klinische Arbeit. 1985 wurde er zum Dr. phil. promoviert (Thema: Interkulturelle Studie zur Stimmbeurteilung), 1996 habilitierte er sich (Thema: Akustische Stimmanalysen) und erwarb die Venia legendi. Seit 1998 ist er Universitätsprofessor für Sprechwissenschaft und Phonetik mit dem Schwerpunkt Stimm- und Sprachstörungen an der Martin-Luther-Universität Halle-Wittenberg; seine Forschungsgebiete sind die auditive Perzeption des Stimmklangs, die Stimmwirkung, Physiologische Phonetik und in letzter Zeit auch Normphonetik (Kodifizierung der deutschen Aussprache).

Prof. Dr. Michael Fuchs

Facharzt für HNO-Heilkunde, Facharzt für Phoniatrie und Pädaudiologie Leiter der Sektion für Phoniatrie und Audiologie, Universitätsklinikum Leipzig AöR

Michael Fuchs war in seiner Jugend Mitglied des Leipziger Thomanerchores, bevor er von 1989 bis 1995 an der Universität Leipzig Humanmedizin studierte. Parallel zum Medizinstudium absolvierte er ein privates Gesangsstudium. Seit 1996 ist er an der Klinik und Poliklinik für Hals-, Nasen-, Ohrenheilkunde der Universität Leipzig tätig. Im Jahr 2000 erhielt er die Facharztanerkennung für Hals-, Nasen-, Ohrenheilkunde, 2004 für Phoniatrie und Pädaudiologie. Er ist Leiter der Sektion für Phoniatrie und Audiologie. Er promovierte 1997 mit einer Arbeit über die Frühdiagnostik des Stimmwechsels bei Knabenstimmen und erhielt dafür 1999 den Johannes-Zange-Preis der Nordostdeutschen Gesellschaft für Otorhinolaryngologie und zervikofaziale Chirurgie. Im Jahr 2009 habilitierte er sich und erhielt die Venia legendi, im gleichen Jahr wurde er zum außerplanmäßigen Professor an der Universität Leipzig bestellt. Er ist Sächsischer Landesarzt für Menschen mit Hör-, Sprach-, Sprech- und Stimmbehinderungen. Michael Fuchs hat Lehraufträge für Stimmphysiologie der Fachrichtung Gesang der Hochschulen für Musik und Theater Leipzig für Phoniatrie und Pädaudiologie an der IB Logopädieschule Leipzig inne und ist dort auch der medizinische Schulleiter. Von der Deutschen Gesellschaft für Phoniatrie und Pädaudiologie wurde er mit der Gerhard-Kittel-Medaille und dem Karl-Storz-Preis für akademische Lehre geehrt.

Seine Forschungsgebiete umfassen die Sing- und Sängerstimme, biopsychosoziale Aspekte der Entwicklung der Stimme, Erkrankungen der Lehrerstimme und zentrale Hörstörungen. Er gründete und leitet die jährlichen Leipziger Symposien zur Kinder- und Jugendstimme, gibt die Schriftenreihe „Kinder- und Jugendstimme" beim Logos-Verlag Berlin heraus und ist unter anderem Mitglied des Vorstands der Deutschen Gesellschaft für Phoniatrie und Pädaudiologie, des Collegium Medicorum Theatri, der Voice Foundation und des Beirates des Arbeitskreises Musik in der Jugend. Über 25 wissenschaftliche Publikationen, zum Teil in internationalen Fachzeitschriften, über 30 Buchbeiträge, bisher über 75 Vorträge auf Einladung. Verheiratet, ein Sohn.

Prof. Robert Göstl

Professor für Kinderchorleitung/Singen mit Kindern an der Hochschule für Musik Köln

Im Bereich der Kinderchorleitung und allgemein der Chorpädagogik besonders im Laiensingen zählt Robert Göstl zu den am meisten gefragten Spezialisten im deutschsprachigen Raum. Er studierte Kirchenmusik in Regensburg und Chordirigieren unter anderem bei Jörg Straube in Würzburg. 10 Jahre lang leitete Robert Göstl die Vorchöre und war musikalischer Leiter der Grundschule der Regensburger Domspatzen. Nach Lehraufträgen in Regensburg und an der Hochschule für Musik in Würzburg bilden eine umfangreiche Referenten- und Jurytätigkeit in den Bereichen Chorleitung, Kinderchorleitung und Stimmbildung sowie die Tätigkeit als Dirigent und Autor („Singen mit Kindern" und „Chorleitfaden" Band 1 und 2 sowie DVD, beides ConBrio, Regensburg) die Schwerpunkte seiner freiberuflichen Tätigkeit in Deutschland und dem benachbarten Ausland. Zum Sommersemester 2008 erfolgte seine Berufung zum Professor an die Hochschule für Musik Köln.

Prof. Dr. phil. Thomas Greuel

Musikpädagoge an der Evangelischen Fachhochschule Rheinland-Westfalen-Lippe in Bochum; Vorsitzender der Gesellschaft für Musikpädagogik (GMP)

Thomas Greuel studierte Schulmusik für die Sekundarstufen II und I an der Kölner Musikhochschule sowie Erziehungswissenschaft für die Sekundarstufe II an der Universität zu Köln. Nach Aufbaustudien in Frankfurt und Köln wurde er 1999 an der Hochschule für Musik Köln promoviert. Von 2003 bis 2008 befasste er sich als Wissenschaftlicher Mitarbeiter an der Universität zu Köln schwerpunktmäßig mit Fragen der musikpädagogischen Diagnostik. Er veröffentlichte u. a. eine qualitativ orientierte Theorie musikpädagogischer Diagnose, entwickelte in verschiedenen Kooperationen mehrere heuristische Modelle für die musikpädagogisch-diagnostische Praxis und entwarf Modelle für die Ausbildung von Diagnosefähigkeit in der Aus-, Fort- und Weiterbildung von Musiklehrern. Seit 2007 ist er Bundesvorsitzender der Gesellschaft für Musikpädagogik (GMP). 2008 wurde er zum Professor für Ästhetische Bildung, Tanzpädagogik und Musikpädagogik an der Evangelischen Fachhochschule Rheinland-Westfalen-Lippe in Bochum berufen.

Thomas Holland-Moritz

Musikschulleiter, Chorleiter, Dozent für Musikpädagogik an der Folkwang-Hochschule Essen

Thomas Holland-Moritz studierte Philologie, Musikpädagogik und Komposition in Berlin und Münster. Seit 1975 ist er als Lehrer, Chor- und Orchesterleiter an der Musik- und Kunstschule Remscheid tätig. Seit 1979 leitet er diese Schule als Nachfolger von Karl Lorenz. Seine Spezialgebiete des Unterrichts umfassen elementare Musikpädagogik, animatives Singen (offenes Singen), Kinderchor, Kindermusiktheater. Thomas Holland-Moritz ist Lehrbeauftragter für Musikpädagogik an der Folkwang-Hochschule Essen.

Veröffentlichungen: Singen in der Musikschule (Schott), Das Musizierliederbuch (Schott), Hrsg. der Reihe „Musik mit Spaß" (Fidula), Mitarbeit an den Lehrplänen des VdM

Ulrich Horst

Grundschullehrer, Chorleiter, Stimmbildner, Lehrbeauftragter der Universität zu Köln im Fach Kinderchorleitung / Stimmbildung mit Kindern

Ulrich Horst, geb. 1958, arbeitete nach seiner Ausbildung zum Diplomtheologen, Schul- und Kirchenmusiker zunächst einige Jahre als Lehrer, Chorleiter und Stimmbildner nach der Ward-Methode an der Kölner Domsingschule. Seit dem Wechsel in den öffentlichen Schuldienst ist er als Lehrer, Chorleiter und Stimmbildner an der Grundschule Langemaß in Köln-Mülheim tätig. Dort arbeitet er stimmbildnerisch bereits mit den Erstklässlern. Grundlage dieser Arbeit ist neben der Verwendung einer relativen Solmisationsmethode eine stimmdiagnostische Vorgangsweise. Er leitet mehrere Chorgruppen für Schüler der zweiten bis vierten Schuljahre mit regelmäßigen Chorauftritten und Musical-Aufführungen. In Bielefeld absolvierte er eine dreijährige Ausbildung zum funktionalen Stimmbildner nach der Methode von Michael Heptner. Er ist Lehrbeauftragter an der Universität zu Köln für Kinderchorleitung und Stimmbildung mit Kindern, Leiter des Vocalensembles „Belcantonius" und des Frauenchores „Gospel Voices". Seine Kenntnisse vertiefte er unter anderem in den Bereichen Jazz Chor, afrikanische Chormusik sowie Gospels und Spirituals. Er nahm an mehreren europäischen Chorfestivals sowie am Weltchorfestival 1999 in Rotterdam teil.

Hans-Jörg Kalmbach

Hans-Jörg Kalmbach, 1951 geboren, beschäftigte sich schon als Schüler mit Chorleitung und Stimme, obwohl sein Schwerpunkt zunächst das Klavier war. Nach dem Schulmusikstudium in Karlsruhe gründete er erst die Musikschule Calw und wenig später die Aurelius-Sängerknaben Calw, die er in knapp zwei Jahrzehnten zu internationalem Ansehen führte. Daneben beteiligte er sich an zahlreichen überregionalen Fördermaßnahmen der musikalischen Jugendbildung.

2002 erhielt er die Verdienstmedaille des Landes Baden-Württemberg für den Aufbau der Aurelius-Sängerknaben. Den Wunsch nach Entlastung erfüllte er sich mit der Übergabe der Künstlerischen Leitung der Aurelius-Sängerknaben an einen Teamkollegen. Nach wenigen Jahren erfolgte eine Neuorientierung auf die Entwicklung neuer Singkonzepte und zukunftsweisender Einrichtungen (u. a. in Dortmund, in Frankfurt am Main, an der Musikakademie Altensteig).

Im Jahr 2006 wurde er nach Karlsruhe gerufen, um an den beiden evangelischen Hauptkirchen eine Singschule nach dem dualen Konzept zu etablieren: Cantus Juvenum Karlsruhe unterhält eine mehrstufige Mädchenchorausbildung an der Christuskirche und eine gleichrangige Knabenchorerziehung an der Stadtkirche. Außerdem unterrichtet Kalmbach an der Musikschule Renningen in den Fächern Stimme und Klavier. Ein ständiges Anliegen ist ihm die Weiterentwicklung einer innovativen Singkonzeption.

Dr. Malte Kob

Akustiker, Leiter der Abteilung für Stimm- und Hörakustik, Medizinische Fakultät der RWTH Aachen University

Malte Kob wurde am 15.12.1967 in Hamburg geboren. Er ist verheiratet und hat zwei Söhne. Neben dem Abitur machte er eine Ausbildung zum nebenberuflichen Kirchenmusiker (C-Kurs) in Itzehoe und Hamburg und begann nach dem Grundwehrdienst sein Elektrotechnik-Studium an der Technischen Universität Braunschweig. Neben der Kirchen- und Jazzmusik galten seine besonderen Interessen der Halbleiterphysik, Optik, Nachrichtentechnik und Elektroakustik, die er in einem Fachpraktikum bei der Deutschen Grammophon in Hannover vertiefte. Seine Diplomarbeit erstellte er an der Physikalisch-Technischen Bundesanstalt (PTB) in Braunschweig über Absorptionsgradmessungen in Hallräumen. In den Jahren 1996 bis 2001 war er Assistent am Institut für Technische Akustik (ITA) der Rheinisch-Westfälischen Technischen Hochschule (RWTH) in Aachen, wo er im Juli 2002 seine Promotion zum Dr.-Ing. mit „summa cum laude" zum Thema „Physical modelling of the singing voice" abschloß.

Seit September 2001 ist er wiss. Angestellter am Lehr- und Forschungsgebiet Phoniatrie und Pädaudiologie der Medizinischen Fakultät der RWTH Aachen University und Leiter der Abteilung für Stimm- und Hörakustik. Er forscht in den Bereichen Messtechnik, Stimmmodellierung und Stimmanalyse und lehrt Medizinische Akustik und Stimmphysik an der RWTH. Weiterhin unterrichtet er im Rahmen von Summerschools, Fortbildungen und Workshops. 2003 wurde ihm der Promotionspreis der Deutschen Gesellschaft für Phoniatrie und Pädaudiologie (DGPP) sowie 2005 der Lothar-Cremer-Preis der Deutschen Gesellschaft für Akustik (DEGA) verliehen.

Herr Kob ist Reviewer für internationale wissenschaftliche Zeitschriften, Organisator von Sitzungen auf Akustik-Tagungen sowie Produktmanager der Europäischen Akustischen Gesellschaft (EAA) im Bereich Internet sowie Projektleiter der „EAA Schola: Online Study Guide Acoustics". Er ist seit 2008 Leiter des Fachausschusses „Lehre der Akustik" der Deutschen Gesellschaft für Akustik (DEGA). Herr Kob ist Gasteditor von Zeitschriften in den Bereichen Akustik, Biosignalverarbeitung und Phoniatrie und Mitglied im Management Committee der COST action 2103 „Advanced Voice Function Assessment". Seit Oktober 2008 unterrichtet Herr Kob als Vertretungsprofessor das Fach „Theorie der Musikübertragung" an der Hochschule für Musik in Detmold.

Dr. Piet Kooijman

Logopäde, Voice Team, University Medical Centre St Radboud, Nijmegen, Holland

Piet Kooijman, geboren 1948, schloss sein Studium der Logopädie im Jahre 1974 ab. Seit 1976 arbeitet er als Logopäde am Universitätsklinikum St. Radboud, Nijmegen und als Dozent für Logopädie an der Hochschule für Logopädie Nijmegen, Holland. Im Laufe der Jahre spezialisierte er sich zunehmend auf dem Gebiet der Stimme und der Stimmstörungen. Dazu besuchte er zahlreiche Atem- und Stimmtherapiekurse, wie „Aktiv Entspannen", Coblenzer, Pahn und Sven Smith. Zugleich gestaltete er selbst Kurse über Stimmstörungen und Stimmtherapie in Holland und im Ausland. Seit 1996 spezialisierte sich Piet Kooijman zusätzlich auf manuelle Techniken zur Entspannung der Hals- und Kehlkopfmuskulatur. Er ist Co-autor eines niederländischen Standardlehrbuches: Eldar: „Sprechen und Singen". Seine Forschungsthemen umfassen auch das Gebiet der Lehrerstimme.

John Lehman

Musikalischer Leiter, Dirigent, Vocal-Coach in Hamburg

John Lehman, Amerikaner und Wahlhamburger, seit über 30 Jahren im Musicalgeschäft betätig: als Musikalischer Leiter und Dirigent für Broadway Shows wie Evita, A Chorus Line, Cabaret, Anatevka, La Cage aux Folles und Cats, als Regisseur für Hair, Godspell, Sie Liebe Mich, Company, und Uraufführungen von Magdalena und Helena in St. Gallen, und als Vocal-Coach in Deutschland für Cats, Phantom der Oper, Buddy Holly, der Mecklenburgische Staatstheater Schwerin und für Stars wie Dominique Horwitz, Moritz Bleibtreu und Kim Fisher. Über 100 von John's Studenten singen und spielen Hauptrollen in erfolgreichen Produktionen von Der König der Löwen, Mamma Mia, Ich war noch niemals in New York, Wicked, Elisabeth, Die Schöne und Das Biest und We Will Rock You, um nur ein paar zu erwähnen. Außerdem ist er als Lehrer für Populärgesang an den Hochschulen für Musik und Theater in Rostock und in Hamburg tätig und leitet die Musical Akademie für Teens in Hamburg. Des Weiteren arbeitet er auch mit einem Team, bestehend aus Fachärzten, Logopäden und Gesanglehrern, an der Universitätsklinik Eppendorf in Hamburg in der Spezialsprechstunde und betreut professionelle Sänger mit Stimmproblemen. John's technischer Sachverstand steht außer Frage. Was denjenigen, die unter seiner Leitung gearbeitet haben am lebhaftesten in Erinnerung bleibt ist, dass seine Arbeit vom Herzen kommt. Seine Fähigkeit menschliches Potential zu erkennen und zu fördern macht sowohl aus unerfahrenen, als auch aus professioneller Kompetenz Großartiges.

Dipl.-Psych. Burkhard Moisich

Psychologischer Psychotherapeut in Berlin

Psychologischer Psychotherapeut, Diplom-Psychologe, Ausbildungen in Integrativer Gestalttherapie/Gestaltpsychotherapie, Gestalt-Paartherapie und Verhaltenstherapie. Über 20 Jahre Berufserfahrung in der psychotherapeutischen und beratenden Arbeit mit Menschen aller Altersstufen und mit Familien(systemen); präventive Arbeit mit Eltern, Familien und Schulklassen; Supervision und Beratung von Fachleuten bzw. Fachteams verschiedener Berufsgruppen (insbesondere aus den Arbeitsbereichen der Beratung, Psychotherapie, Schule und Erziehung); Beratung von Institutionen; Spezialist für berufsfeldbezogene Datenschutzfragen.

Seit über 10 Jahren Leiter der Psychologischen Beratungsstellen des Ev. Johannesstift Berlin. Verwurzelt in der Humanistischen Psychologie hat er ein großes Interesse an der Integration der verschiedenen therapeutischen Ansätze und Schulen sowie an der Verknüpfung der Erfahrungen und Einsichten unterschiedlichster Fachgebiete der Geistes- und Kulturwissenschaften (wie z.b. Ethnologie, Indologie, Philosophie und Religionswissenschaften).

Prof. Ulrike Rynkowski-Neuhof

Direktorin des Instituts für Schulmusik und Kirchenmusik, Professorin für Gesang und Stimmbildung, Hochschule für Musik „Franz Liszt" Weimar

Ulrike Rynkowski-Neuhof wurde in Dresden geboren. Nach dem Erwerb des Abiturs erlernte sie einen praktischen Beruf, studierte von 1972-1977 an der Hochschule für Musik FRANZ LISZT in Weimar Gesang bei Kammersängerin Christa Schroedter und legte ein Diplom für Gesangspädagogik ab.

Nach dem Studium schloss sich eine freiberufliche Tätigkeitsphase an, die sowohl Konzert- als auch Lehrtätigkeit (Gesangsunterricht, Stimmbildung für Chöre und Kabarett, Lehrauftrag an der Hochschule) umfasste.

1980 erfolgte eine Anstellung als Lehrkraft für Gesang und Sprecherziehung am Institut für Schulmusik und Kirchenmusik der Hochschule für Musik FRANZ LISZT Weimar.

1993 wurde sie an der gleichen Hochschule zur Professorin für Gesang und Stimmbildung berufen und übernahm 1998 die Leitung des Instituts für Schulmusik und Kirchenmusik. Von 2003-2008 stand sie zusätzlich als Dekanin einer Fakultät der Hochschule vor.

An ihrer Fakultät ist sie für alle Belange der vokalen Ausbildung zuständig und lehrt im Einzelunterricht, sowie in Kleingruppen und Seminaren. Sie richtete ein Ergänzungsstudium Stimmbildung ein, das speziell auf die stimmbildnerische Arbeit mit Laien ausgerichtet ist.

Prof. Bertold Schmid

Professor für Gesang in Leipzig, Präsident des Bundesverbandes Deutscher Gesangspädagogen

Geboren 1953 in Ravensburg. Studien in an den Musikhochschulen in Stuttgart, München und Freiburg in den Fächern Schulmusik, Klavier und Gesang. Seit 1981 ist er als freiberuflicher Sänger tätig, der sich neben dem klassischen Repertoire in Oper, Lied und Oratorium auch der Neuen Musik verpflichtet fühlt.

Tourneen u.a. in Europa, Japan, Korea, Israel und Südamerika sowie Gastspiele bei bedeutenden Festivals wie „Warschauer Herbst", „Intern. Festival Bergen", „Weltmusiktage" „Festival Estival" weisen ihn als renommierten Oper - und Oratoriensänger wie auch als engagierten Liedinterpreten aus. Zusammenarbeit mit bekannten Dirigenten wie Leopold Hager, Frieder Bernius, Christian Arming, S. Bächli, K.Wildner.

Sein Engagement für die Musik unserer Zeit wird deutlich in zahlreichen Uraufführungen von Werken, die z.T. in Zusammenarbeit mit den Komponisten entstanden sind und deren Widmungsträger er ist.

Rundfunk - und Schallplattenveröffentlichungen runden seine Tätigkeit ab. Neben seiner Sänger- und Lehrtätigkeit tritt er immer wieder als Initiator und künstlerischer Leiter ungewöhnlicher Konzertprojekte an die Öffentlichkeit. Von 1989 bis 2003 lehrte er als Professor an der Musikhochschule in Dortmund und seit dem Wintersemester 2003 an der Hochschule für Musik und Theater „Felix Mendelssohn-Bartholdy" in Leipzig. Seit 2003 ist Berthold Schmid Präsident des Bundesverbandes Deutscher Gesangspädagogen (BDG).

Univ.-Prof. Dr. Berit Schneider-Stickler

Fachärztin für Hals-, Nasen-, Ohrenheilkunde, Fachärztin für Phoniatrie und Pädaudiologie, Sängerin, Stellv. Leiterin der Klinischen Abteilung Phoniatrie-Logopädie der Universitäts-HNO-Klinik Wien

Berit Schneider studierte von 1987 bis 1994 Humanmedizin in Berlin und absolvierte parallel dazu in den Jahren 1990-1995 ein Musikstudium mit Hauptfach Klassischer Gesang. Ihre Ausbildung zum Facharzt für Hals-,

Nasen-, Ohrenheilkunde erhielt sie an der Univ.-Hals-Nasen-Ohren-Klinik
der Charitè, Humboldt-Universität zu Berlin und an der Univ.-Hals-Nasen-
Ohren-Klinik in Essen von 1994 bis 1998. Im Anschluss wechselte sie 1999
an die Klinische Abteilung Phoniatrie-Logopädie der Univ.-Klinik für Hals-
Nasen-Ohrenkrankheiten Wien und absolvierte eine Zusatzfachausbildung
Phoniatrie. Derzeit ist sie als stellvertretende Ärztliche Leiterin dieser Abteilung tätig.

Prof. Raimund Wippermann

Professor für Chorleitung und Rektor der Robert Schumann Hochschule
Düsseldorf

Raimund Wippermann, studierte an den Musikhochschulen in Köln und
Düsseldorf Schulmusik, Kirchenmusik und Chorleitung und an der Universität Köln Latein, ein weiterführendes Studium führte ihn an die Musikhochschule in Stockholm. Nach mehrjähriger Tätigkeit als Kirchenmusiker
folgte 1991 die Berufung zum Domkapellmeister an der Hohen Domkirche
in Essen, wo ihm die Leitung des Essener Domchores und der Aufbau des
Mädchenchores am Essener Dom anvertraut wurden.

Seit 1997 ist Raimund Wippermann Professor für Chorleitung an der Robert-
Schumann-Hochschule in Düsseldorf, wo er bereits seit 1990 als Dozent für
dieses Fach arbeitete. Schwerpunkt seiner Arbeit als Professor sind die
Leitung einer Hochschulklasse und die Chorleitungsausbildung von Stu-
dierenden der Kirchenmusik. Seit August 2004 ist er Rektor der Robert
Schumann Hochschule Düsseldorf.

Raimund Wippermann ist künstlerischer Leiter des von ihm gegründeten
Kammerchor CANTEMUS. Von 1995 bis September 2000 war er auch
Chordirektor des Städtischen Musikvereins zu Düsseldorf. Mit dem Kammerchor CANTEMUS war er Preisträger beim Deutschen Chorwettbewerb
1990 in Stuttgart und daraufhin Stipendiat des Deutschen Musikrates, mit
dem MÄDCHENCHOR AM ESSENER DOM Preisträger beim Deutschen
Chorwettbewerb 2002 in Osnabrück. Regelmäßige Einladungen zum Baye-
rischen Rundfunkchor runden seine künstlerische Tätigkeit ab.

Glossar

Absorption - Der Anteil von Schall, der auf eine Grenzfläche fällt
und nicht wieder in den Raum zurückreflektiert oder -ge-
streut wird, trägt nicht mehr zur Schallenergie des Raumes bei. Dieser Vorgang der Reduzierung der Schallenergie
wird Schallabsorption genannt. Stoffe unterschiedlicher Be-
schaffenheit haben i.A. unterschiedliche Schallabsorptions-
eigenschaften. So absorbieren Glas und Marmor fast keinen
Schall, während Mineralwolle und Schaumstoffe explizit als
Schallabsorber zum Einsatz kommen.

Aleatorik - (von lat. alea, Würfel) ist ein nach 1950 in der Kom-
positionspraxis aufgekommener Begriff. Mit diesem Begriff
werden Vorgänge beschrieben, deren Verlauf im groben fest-
liegt, im einzelnen aber vom Zufall abhängt. (Abb. 3)

Auditiv - mit dem Gehör

Chip-on-the-tip-Technik - Der Kamerachip befindet sich an der
Spitze des Endoskopes, dadurch lassen sich deutlich bessere
Bildqualitäten beim Untersuchen des Kehlkopfes erreichen.

Cluster - (engl. Traube) ist ein Klanggebilde, das durch Überein-
anderstellung großer und kleiner Sekunden oder noch klei-
nerer Intervalle entsteht. (siehe Abb. 2)

Diffusschall - Der Diffusschall ist der Teil des Schalls, der sich in
einem Raum ohne Vorzugsrichtung ausbreitet, also kein Direktschall oder geometrisch reflektierter Schall ist. Er wird
vor allem durch die Absorptionseigenschaften des Raums
bestimmt.

Diplophonie - „Doppelstimmigkeit", beim Sprechen und Singen
sind zwei Grundfrequenzen gleichzeitig hörbar, Symptom
einer Stimmstörung

Direktschall - Der Direktschall ist der Teil des Schalls, der auf
direktem Weg, also ohne Umwege über Wände, Decken,
Boden oder andere Reflektoren, vom Sprecher/Sänger zum
Hörer/Empfänger gelangt. Für seine Intensität gilt das $1/r$-
Gesetz, d.h. die Intensität verhält sich reziprok zum Ab-
stand zwischen Quelle und Empfänger.

Dissonanz - (lat. dissonatia = „Auseinandertönen") bezeichnet in der Musik bis zum 20. Jahrhundert ´Strebeklänge´, also solche Klänge oder Akkorde, die als auflösungsbedürftig empfunden werden.

Dyade - Beziehung zweier Menschen

Dysodie - Erkrankung / Störung der Singstimme

Dysphonie - Erkrankung / Störung der Sprechstimme

Echtzeitlaryngoskopie - Darstellung der Stimmlippenschwingung mit einer Hochgeschwindigkeitskamera mit bis zu 6.000 Bilder / Sekunde, um jede einzelne Stimmlippenschwingung erfassen zu können

Emanzipation der Dissonanz - beginnend mit dem 20. Jahrhundert wird die Dissonanz nicht mehr als auflösungsbedürftiger ‚Strebeklang' behandelt und empfunden, sondern sie kann als ´eigenständiger Klang´ stehen (siehe Abb. 1)

Glissando - Gleit- / Schleifton

Globus - Fremdkörpergefühl im Hals

Hermeneutik - Theorie über die Auslegung von Werken und über das Verstehen

heuristisch - auf der Grundlage von Annahmen / der Erfahrung, ausprobierend

Immersion - Erleben einer Verminderung der Wahrnehmung seiner eigenen Person auf Grund einer fesselnden und anspruchsvollen (künstlichen) Umgebung

Introspektion - Selbstbeobachtung

Irregularität der Stimme - Bei der Phonation ist eine Vielzahl von Muskelfasern an der Einstellung und Spannung der Stimmbänder beteiligt. Da die Aktivität der Muskelfasern nicht konstant ist, schwankt die Spannung der Stimmbänder mehr oder weniger stark, was eine Schwankung der Amplitude, Frequenz und Schwingungsform hervorrufen kann. Die Irregularität der Stimme fasst diese Schwankungen zusammen (vgl. Michaels D (1999) Das Göttinger Heiserkeitsdiagramm – Entwicklung und Prüfung eines akustischen

Verfahrens zur objektiven Stimmgütebeurteilung patholo-
gischer Stimmen. Dissertation Georg-August-Universität zu
Göttingen).

Katharsis - in der Psychologie: die psychische Reinigung durch af-
fektive Erschütterung

Kontraindikation - Gegenanzeige

Laryngitis - Kehlkopfentzündung

Nachhallzeit - Die Nachhallzeit ist die Dauer, in der ein abge-
schaltetes Schallsignal in einem Raum auf den millionsten
Teil (60 dB) der ursprünglichen Energie abgeklungen ist.

Neonatologe - spezialisierter Kinderarzt, befasst sich mit den speziellen Problemen und deren Behandlung von Frühgebore-
nen und kranken Neugeborenen

ostinat / Ostinato - sich ständig wiederholend, ständig wiederkeh-
rend

Phonetisch ausgewogen - Ein Text ist phonetisch ausgewogen,
wenn die darin vorkommenden Vokale und Konsonanten in
ihrer Auftretenshäufigkeit der natürlichen Sprache entsprechen

Refluxlaryngitis - Entzündung des Kehlkopfes durch aufsteigen-
de / zurückfließende Magensäure

Solmisation - Benennen der musikalischen Töne nach dem Verfahren des Guido von Arezzo und das dementsprechende Singen der Noten (vgl. auch Band 3 „Hören – Wahrnehmen –
(Aus-)Üben" dieser Schriftenreihe, S. 95 ff.)

subepithelial - unter der oberflächlichen Gewebeschicht (hier: der
Stimmlippen)

Triade - Beziehung dreier Menschen

Vokalise - Lied / Melodie ohne Worte, gesungen auf Vokalen, ursprünglich zum Training der Klangbildung, mittlerweile
auch eigene Stilistik in der Musik

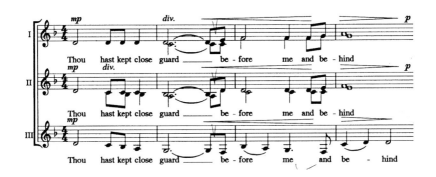

Abb. 1: Emanzipation der Dissonanz

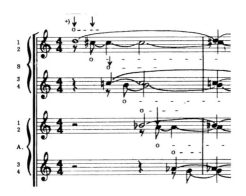

Abb. 2: Cluster

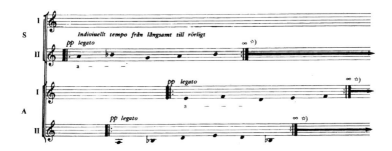

Abb. 3: Aleatorik

Index

Bislang erschienene Bände der Reihe
Kinder- und Jugendstimme

Singen und Lernen
Michael Fuchs [Hrsg.]

Band 1, Februar 2007, 188 Seiten,
ISBN 978-3-8325-1333-7

Preis: 29,00 EUR

Mit Beiträgen von Eckart Altenmüller, Peter Brünger, Michael Fuchs, Robert Göstl, Silke Heidemann, Marion Hermann-Röttgen, Sebastian Jentschke, Annerose Keilmann, Stefan Koelsch, Andreas Merkenschlager, Johanna Metz, Andreas Mohr, Maria Seeliger, Susanne Thiel, Christina Wartenberg und Kathleen Wermke

Wie kann Singen das Lernen unterstützen und wie lernen Kinder und Jugendliche Singen? Wie kann Singen die Entwicklung einer sozialen Kompetenz unserer Kinder beeinflussen und wie können wir diese Elemente in der modernen Medizin der Kommunikationsstörungen einsetzen? Die Lernprozesse beim Singen und Musizieren, aber auch beim Erlernen grundlegender Kommunikationsfähigkeiten in den verschiedenen Altersgruppen werden von ausgewiesenen Spezialisten aus den Fachgebieten Medizin, Neurowissenschaften und Musikpädagogik dargestellt.

Mit diesem ersten Band der Reihe „Kinder- und Jugendstimme" liegt somit ein allgemeinverständliches Kompendium des aktuellen Wissenstandes über die Zusammenhänge zwischen Singen und Lernen vor, das sich an eine interdisziplinäre Leserschaft richtet.

Stimmkulturen
Michael Fuchs [Hrsg.]

Band 2, Februar 2008, 203 Seiten,
ISBN 978-3-8325-1702-1

Preis: 34,00 EUR

Mit Beiträgen von Jens Blockwitz, Klaus Brecht, Michael Büttner, Michael Fuchs, Maria Goeres, Nele Gramß, Barbara Hoos de Jokisch, Werner Jocher, Harry van der Kamp, Anita Keller, Christian Lehmann, Sylvia Meuret, Bernhard Richter, Berit Schneider et al., Christoph Schönherr, Wolfram Seidner, Claudia Spahn und Johan Sundberg.

Singende Kinder und Jugendliche interessieren sich für vielfältige Stimmkulturen: Sie können sich für Pop-, Film- und Rockmusik, Musical und Gospel genauso begeistern wie für die typischen Volks-, Kinder- und Kunstlieder und die klassische Chorliteratur oder sogar für die Alte Musik. Darauf müssen alle Disziplinen, die sich mit der Pflege, Ausbildung und Gesunderhaltung junger Stimmen beschäftigen, vorbereitet sein: Gesangspädagogen, Chorleiter, Stimmbildner, Musiklehrer aber eben auch die Mediziner und die Wissenschaftler.

In einem großen inhaltlichen Bogen zwischen Madrigal und „Tokio Hotel" werden die Möglichkeiten und Anforderungen, aber auch die Gefahren für die jungen Stimmen beleuchtet, die durch das Singen in diesen verschiedenen Musikstilen und -kulturen bestehen. Das vorliegende Kompendium aus Beiträgen von internationalen Spezialisten präsentiert dafür in einer allgemein verständlichen Sprache und aus interdisziplinärer Sicht aktuelle Erkenntnisse aus der Stimmforschung und zahlreiche Übungsbeispiele für das Singen mit Kindern und Jugendlichen in der täglichen Praxis.

Hören, Wahrnehmen, (Aus-)Üben

Michael Fuchs [Hrsg.]

Band 3, Februar 2009, 200 Seiten,
ISBN 978-3-8325-2150-9

Preis: 34,00 EUR

Mit Beiträgen von Heike Argstatter, Hans Volker Bolay, Sebastian Dippold, Anne-Marie Elbe, Michael Fuchs, Uli Führe, Claus Harten, Malte Heygster, Christian Kabitz, Yoshihisa Matthias Kinoshita, Olga Kroupová, Alexandra Ludwig, Dirk Mürbe, Rudolf Rübsamen, Rainer Schönweiler, Wolfram Seidner und Helmut Steger.

Für das Singen und für jede stimmliche Äußerung ist ein komplexer Regelkreis erforderlich: Er beginnt beim Hören und führt über das Wahrnehmen und Verarbeiten zum Üben und Ausüben und wieder zurück zum Hören und Wahrnehmen für die Eigenkontrolle der Stimme. Die dazu erforderlichen Fähigkeiten des Gehörs, des Gehirns und des Stimmapparates entwickeln sich bereits im Säuglingsalter und über die gesamte Zeit der Kindheit und Jugend. Sie sollten auf der Grundlage eines fachübergreifenden Wissens und Könnens der Bezugspersonen gefördert und trainiert werden.

In diesem Band stellen dazu ausgewiesene Spezialisten aus den Bereichen Neurowissenschaften, Medizin, Musiktherapie, Sportpsychologie, Kommunikationswissenschaft, Pädagogik und Gesangspädagogik in allgemein verständlicher Weise ihre Kenntnisse und Sichtweisen dar. Die interdisziplinäre Schriftenreihe „Kinder- und Jugendstimme" richtet sich an Leser, die sich mit der Ausbildung, Pflege, Gesunderhaltung und Behandlung von jungen Stimmen beschäftigen, ob als Musikschul- und Musiklehrer, Gesangspädagogen, Ärzte, Logopäden, Sprechwissenschaftler oder Vertreter verwandter Professionen.

Entwicklung der Stimmleistung und -qualität im Kindes- und Jugendalter

Michael Fuchs

Mai 2009, 196 Seiten
ISBN 978-3-8325-1998-8

Preis: 49,00 EUR

Für die Betreuung der Stimme im Wachstum, für die Begeisterung von Kindern und Jugendlichen für das Singen und für die Gesunderhaltung und Behandlung junger Stimmen ist eine enge interdisziplinäre Zusammenarbeit verschiedener medizinischer, (gesangs-)pädagogischer und wissenschaftlicher Disziplinen erforderlich.

Ausgehend von den hier dargestellten aktuellen Ergebnissen der Forschungsarbeit der Abteilung für Phoniatrie und Audiologie des Universitätsklinikums Leipzig, die neue Erkenntnisse über die Entwicklung der Stimme und der vielfältigen Einflüsse auf diese Entwicklung erbrachten, wird ein praktikables Konzept für diese Zusammenarbeit dargestellt.

Der Autor beschäftigt sich als Facharzt für Phoniatrie und Pädaudiologie sowie für Hals-, Nasen-, Ohrenheilkunde seit vielen Jahren wissenschaftlich mit der Entwicklung, Diagnostik und Therapie der Kinder- und Jugendstimme und betreut zahlreiche Chöre in Mitteldeutschland, unter anderem den Thomanerchor Leipzig, den MDR-Kinderchor und den Gewandhauskinderchor. Zudem gründete er die Leipziger Symposien zur Kinder- und Jugendstimme, die seit 2002 jährlich als internationales und interdisziplinäres Podium für die wissenschaftliche und (gesangs-)pädagogische Betreuung singender Kinder und Jugendlicher stattfinden.